KB154097

50, 우아한 근육

2020년 7월 20일 초판 1쇄 펴냄
2020년 9월 20일 초판 2쇄 펴냄

지은이　　이민숙
발행인　　김산환
편집　　　윤소영
디자인　　윤지영
펴낸곳　　꿈의지도
인쇄　　　다라니
출력　　　태산아이
지류　　　월드페이퍼

주소　　　경기도 파주시 경의로 1100, 604호
전화　　　070-7535-9416
팩스　　　031-947-1530
홈페이지　www.dreammap.co.kr
출판등록　2009년 10월 12일 제82호

ISBN 979-11-89469-91-7-03510

50, 우아한 근육

50, 우아한 근육

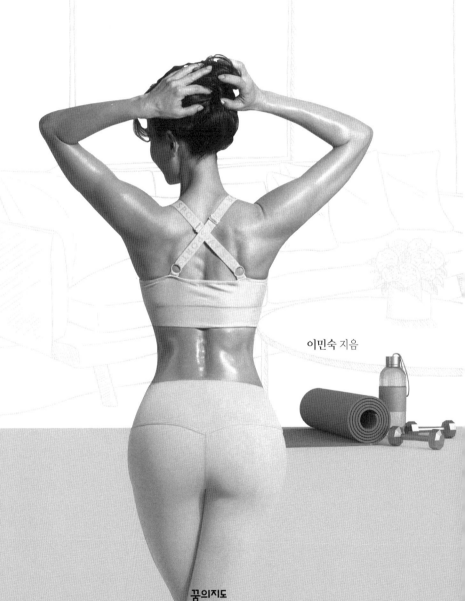

이민숙 지음

꿈의지도

50세가 되기를 기다렸다. 혼자만의 오롯한 시간을 갖고 싶었기 때문이다. 책 한 권을 읽고, 커피 한잔을 마시더라도 아이들의 시간표에 맞춰 시계를 흘끔 거리며 허둥대지 않고, 느긋이 나에게 집중할 수 있는 시간을 가지고 싶었다. 그게 뭐라고, 그까짓 게 그렇게 절실했다. 시간을 계산해보니 얼추 50대면 가능할 것 같았다. 50, 50만 되면!

그러나 인생은 그렇게 만만한 게 아니었다. 막상 50이 되자 몸이 이상했다. 나의 의지와 상관없는 증상들이 나타났다. 시도 때도 없이 식은땀이 흐르며 열이 올랐다 가라앉았다, 감정의 기복은 왜 그리 심한지, 하루에 냉·온탕을 수십 번 들락거린 기분이었다. 집중하지 못해 어렵게 얻었던 일도 그만두게 되었다. 마음이 불안하고 초조해졌다. 먹기 시작했다. 순식간에 10kg이 늘었다. 사람도 안 만나고 침대에 누워 대부분의 시간을 보냈다. 갱년기 증상이었다. 몸과 마음이 따로 노니 미치고 팔짝 뛸 노릇이었다. 우울감과 무력감이 삶을 지배해나가기 시작했다.

몇 년 전부터 준비한, '50세 기념 적금'을 타서 운동을 해보기로 결심했다. 여행 따위 안드로메다로 보내고. 계단 오르내리기부터 시작했던 게, 무모하기 짝이 없게도 피트니스 대회 도전으로까지 이어졌다. 최고령 도전자라는 딱지까지 붙이고. 육체의 한계에 도전하며 나 자신을 이긴 경험은 무엇을 해도 두렵지 않고, 할 만하다는 긍정적인 아우라를 만들어줬다. 다음에는 또 어떤 도전을 할까 기대하게 된다.

현대식 나이 계산법이 있다. 현재 나이에 곱하기 0.8을 하면 요즘 시대에 맞는 나이가 나온다. 그럼 현재 50세의 진짜 나이는 40세다. 우리는 아직까지 옛날의 나이 계산과 사고에 맞춰 50을 너무 멀고 늙게만 생각한 것이 아닐까?

50대는 노련해지고 강해지는 나이, 젊을 때보다 하고 싶은 게 더 많은 나이, 그동안에 살아온 세월을 바탕으로 누구보다 여유롭고 자신이 생기는 나이다.

인생 100세 시대, 50은 제2의 인생이 시작되는 나이다. 웰 에이징(Well-aging, 행복한 노년을 보내는 것)을 어떻게 잘 실현할 수 있을까 고민하며 이 책을 썼다. "이 나이 먹고 뭘 하겠어.", "인생 다 살았지."라고 생각하는 수많은 중장년에게 몸을 먼저 움직여 무기력과 나태함에서 벗어나길 권한다. 체력을 기르는 일을 생각하면 운동만 떠올리기 쉽다. 피트니스 대회를 통해 배운 경험과 이론을 바탕으로 운동 못지않게 중요한 음식, 수면 등 집에서 실천하기 쉬운 실용적인 방법을 책에 담았다.

50대에 체력이 바탕이 된다면 나를 사랑하는 자존감이 커진다. 체력과 교양을 갖춘 아름다운 나로 다시 태어날 수 있다. 무슨 일을 하든 두려움 없이 도전할 수 있다. 의욕을 찾고 싶은 40~50대와 일, 가족, 관계 등에 얽매이지 않고 진정한 자신의 모습을 찾고 싶은 주부, 중년과 미래를 의미 있게 맞이하고 싶은 독자들에게 이 책을 선물한다.

_이민숙

Contents

2부 50, 변신 그리고 기적

Contents

3부 **50, 몸 만들기 프로젝트** 운동 편, 음식 편, 수면 편

운동 편

음식 편

1부

50, 기다림

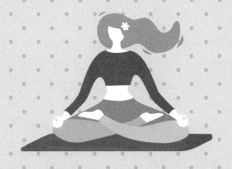

우리도 한때는 소설 속 주인공 '김지영'이었다

애 셋. 딸 둘을 두 살 터울로 낳은 뒤 한숨 돌릴 때쯤 다시 셋째를 낳았다. 큰애가 초등학교 저학년, 둘째가 유치원생일 때 막내는 채 돌도 안 된 나이였다. 세 아이들을 먹이고, 씻기고, 재우고, 챙기다 보면 단 한 순간도 쉴 틈이 없었다.

저녁이 되면 이제나저제나 남편이 돌아오기만을 기다렸다. 하지만 의욕 넘치는 사회 초년생 남편은 야근에 회식까지 하느라 늦는 날이 허다했다. 겨우 아이들을 다 재워놓고 문득 쳐다본 거울 속 내 모습. 놀랍지도 않았다. 헝클어진 머리, 턱까지 내려오는 다크서클, 누리딩딩한 얼굴, 수유하기 편하라고 걸친 남편의 커다란 셔츠가 대충 맞아가는 몸뚱아리. 오늘 세수를 했던가? 뼛속에서 찬바람이 들고 나는 것처럼 몸은 늘 으슬으슬하고 찌뿌둥했다. 언제 깰지 모르는 아기가 잠들 자마자 과자를 잔뜩 옆에 쌓아놓고 컴퓨터를 켰다. 가끔 블로그에다 비밀글을 설정해놓고 씩씩거리며 늦게 들어오는 남편 욕을 가득 써 놓기도 했다.

30대의 내 일상이다. 육아, 그 숭고하고 거룩한 작업은 엄마의 수고를 단단히 요구했다. 하나의 생명을 책임지고 키워내는 일만큼 힘든 게 세상 어디에 있을까? 꼬물거리는 예쁜 생명체를 얻은 대신 엄마 생명체는 점점 소멸해가는 느낌을 받았다.

아이들이 유치원쯤 다니면 오전 시간은 엄마들에게 단비 같은 시간이다. 운동도 하고, 영화도 보고, 브런치를 하며 수다도 떨고…. 물론 다둥이 독박 육아를 하는 나 같은 엄마한테는 그저 딴 세상 이야기였다. 온종일 하는 말이라고는 아이들 눈높이에 맞춘 대화와 옹알이 추임새가 다였다. 다른 소원은 없었다. 그저 하루, 아니 일주일에 한 번 한 시간 만이라도 오롯이 나 혼자 있고 싶었다.

밤 12시. 피곤함과 우울감이 밀려왔다. 아이 셋 뒤치다꺼리를 위해 사투를 벌어야 하는 날들. 우울한 감정을 느끼는 것조차 사치였다. 갓난아기가 배고파서 깨기 전에 나는 쪽잠이라도 자야 했다. 그런데 사람의 심리라는 게 어디 그런가? 눈꺼풀은 천근만근 무거워도 나만의 고요한 시간, 아이들 엄마가 아닌 내가 깨어 있다는 걸 자각하고 싶었다.

큰아이를 낳고 전업주부의 삶을 선택했다. 직장을 포기한 게 아니라 전업주부라는 전문직을 택한 거라고 큰소리쳤다. 그러기를 세 번이나 반복하니 전문직이고 나발이고 하루하루 허덕이다 끝나는 날이 부지기수였다. 피할 수 없는 길, 내가 선택한 길이니 이왕이면 재밌게 잘해보자고 결심했다.

큰아이를 낳고 남편 직장을 따라 아는 사람 하나 없는 지방에서 살았다. 내 삶을 전체적으로 들여다보면 고독과 지루함을 얼마나 잘 견디느냐의 싸움이었던 것 같다. 혼자 있어야 뭔가 할 수 있다는 엄청난 진리를 알게 된 시기이기도 하다.

인테넷 카페에 육아일기를 올리기 시작했다. 하루하루 적다 보니 내 얘기에 공감해주는 사람이 많았다. 나 역시 그들의 얘기에 많은 위안을 얻고 힘을 내었다.

초등학교 때까지는 웬만하면 학습을 위한 학원을 보내지 말자는 게 내 소신이었다. 아이가 스스로 성장하는 시간을 잘라먹는 기분이었다. 학원가는 비용을 어림잡아 모두 적금으로 부었다.

꾸준히 글을 올리다 보니 잡지사, 여성지에서 인터뷰도 들어오고 출판사에서 책을 내자는 제의도 들어왔다. 그때는 작가가 된다는 꿈조차 안 꾸고 있던 터라 적잖이 당황스러웠다. '책을 낸다고?' 내 마음은 두근반세근반 부풀어 올랐다. 갈수록 일이 커지니 문제가 생겼다.

아이를 열심히 키우면서 생긴 일이고 더 열심히 잘 키우려고 만든 일인데, 오히려 그 때문에 아이를 제대로 돌봐주지 못하는 것이다. 원고 쓴답시고 비디오만 주구장창 틀어주고 일주일 내내 김과 계란만 주고 있었다. 애가 놀고는 싶은데 엄마 눈치 살살 보며 옆에서 맴도는 것도 싫었다. 게다가 원고를 마주하고 신경만 쓰면 속이 느글느글하고 메스꺼웠다. 둘째의 임신.

아쉬운 점도 많았으나 내 자리로 돌아가는 게 맞는 것 같았다. 30대는 인생의 황금기라고 하던데 나는 눈앞으로 다가온 꿈조차 꾸기 어려웠다.

그러나 이제와 돌아보니 그 시절이 다 나빴던 건 아니다. 내공을 키운 시간이기도 했다. 특히 내 육아의 시간은 거의 책 읽는 시간으로 채워졌다. 아이들과 함께 그림책과 동화책을 볼 때면 내게도 힐링이 되었다. 결혼 전에는 어린이 책이 유치하다고 생각하고 읽어볼 생각을 안 했다. 아이들과 함께 읽으면서 매번 놀랐다. 어린이 책이 이렇게나 깊이가 있다니, 이렇게나 재밌다니, 이렇게나 많은 걸 함축하고 있다니. 푹 빠져버렸다. 그때 아이들과 책 읽으며 버틴 힘으로 결국 나는 동화작가가 되었다.

미국 코넬 대학교 교수이자 사회학자인 칼 팔레머 저서 《내가 알고 있는 걸 당신도 알게 된다면》에 나오는 한 구절을 좋아한다. "좋은 것도 나쁜 것도 다 삶의 조각들이고 그 조각들이 맞춰져 온전한 삶이 만들어지는 거야. 그 삶은 그 무엇과도 바꿀 수 없지."

　때로는 하고 싶은 게 있어도 넘쳐날 때까지 꾹꾹 참아내는 삶의 한 조각도 필요하다. 진정 내가 하고 싶은 게 뭔지 넘쳐 오를 때까지. 50이 되고 나니 내가 이제까지 걸어온 길은 그게 어떤 것이든 결코 하찮은 것은 없었음을 느낀다. 화장실 문도 제대로 못 닫고 볼일 보다 애가 울어대면 황급히 일어나고, 밥 먹다 똥 기저귀를 갈고 하루 세 시간도 온전히 못 자면서 독박육아로 보낸 30대는 50대를 지탱해주는 내 삶의 소중한 한 조각이었던 거다.

참고 또 참는 건 캔디나 하는 거지

세 아이를 먹이고 입히고 재우는 일에서 해방되면 날아다닐 줄 알았다. 초·중·고등학생이 다 있는 집이다 보니, 역시 전쟁이긴 마찬가지였다. 사춘기 전쟁. 엄마를 괴롭히기 위해서 태어난 것처럼 중2, 고1 딸은 돌아가면서 누가 누가 엄마와 잘 싸우나 경쟁을 하듯 반항을 일삼으며 염장을 질렀다. 시험이 내일인데 보란 듯이 노트를 찢어 내 앞에서 난리치지를 않나, 차려준 밥도 안 먹고 종일 방 안에만 틀어박혀 있질 않나. 어떻게 엄마한테 이럴 수가 있냐며 싸워댔다. 중간에 눈치 보는 사람은 아빠와 막내.

육체적으로 힘든 것보다 정신적으로 힘든 게 더 컸다. 심각한 일로 싸우는 것도 아니다. 왜 정신 나간 사람처럼 소리를 질러댔는지 돌아서면 기억나지도 않는다. 개성이 뚜렷한 아이들 각각이 내뿜는 에너지는 어른이 되기 위한 그들 나름의 성장통이다. 그런 용트림을 받아들이지 못하고 내 자존심만 내세우며 혼내기 일쑤였다. 사춘기 애들은 잔소리하고 혼낸다고 절대 받아들이지 않는다. 어른이 돼도 그렇지. 혼내면 기분만 나쁘지. 누가 순순히 잘못했다 하고 말을 듣나. 부모는 묵묵해야 한다.

품 안의 자식이라는 말이 뭔지 실감했다. 내 품 안에 있을 때는 몸이 힘들어도 내 맘대로(?) 할 수 있었다. 사춘기 애들은 자아가 독립하는 시기다. 독립이라는 게 얼마나 힘든 일인가? 공부, 친구, 부모 모든 관계가 어렵다. 특히 우리나라는 대입이라는 거대 관문이 부모와 자식을 짓누르고 있어 갈등의 원초적 근원이 된다.

부모 자식 관계는 참 생각처럼 쉬운 게 아니다. 이래도 힘들고 저래도 힘들다. 같이 아이 키우는 엄마들과 수다 떨며 스트레스를 푸는 것도 일시적이고 집으로 돌아오면 공허함은 그대로였다.

어느 날 혼자 조조 영화를 보려고 영화관에 갔다. 영화 시작하는 순간부터 끝날 때까지 눈물이 뚝뚝 떨어졌다. 주르룩주르룩 눈물이 하염없이 볼을 타고 흘러내렸다. 영화 때문이 아니었다. 내용은커녕 제목도 기억나지 않는다. 그렇게 한 시간 정도 지났을까. 마음이 가라앉고 정신이 맑아졌다. 눈물에는 치유의 기능이 있다. 그날 난 내 마음 저 깊은 곳에서 하는 말을 들었다. 아주 또렷이.

내가 좋아하는 일을 하자.

44세 때였다. 하고 싶은 일을 찾지 못해 아이들 삶의 주인인 것처럼 행세했던 건 아닐까. 무엇을 하면 좋을까? 진정으로 좋아하고 하고 싶은 게 무엇인지를 결정하는 데는 10분도 걸리지 않았다. 동화작가가 되고 싶었다.

인터넷 폭풍 검색을 했다. 도서관에서 동화작가 수업이 있는 걸 찾아냈다. 작가이자 출판사 대표님이 직접 수업하는 거였다. 게다가 무료였다. 덥석 수강 신청을 할 듯이 마우스를 움직이다 멈칫했다.

동화를 읽어만 봤지, 한 번도 써본 적이 없는데. 괜히 가서 망신만 당하는 거 아냐? 왕년에 소설 좀 끄적여 본 문학도들이 많을 텐데, 기만 팍 죽어서 올 것 같았다. 내가 설 자리가 아닌 것 같았다. 컴퓨터를 껐다. 그리고 또 지지고 볶는 일 년의 시간이 흘렀다. 도서관에서는 여전히 수강생을 모집하고 있었고, 수업을 통해 책을 낸 작가들이 나오기 시작했다. 부러웠다.

당신이 원하는 모든 것은 두려움 저편에 존재한다. 잭 캔필드의 말이 생각났다. 나를 두고 한 말 같았다. 시작도 하기 전에 온갖 걱정을 미리 하고 두려움에 떨고 있는 바보 같은 나. 두려움 저편에 서서 시작조차 못 하는 내가 어떻게 원하는 작가가 될 것인가? 용기를 내자. 심

호흡을 크게 한번 하고 클릭. 수강 신청하기까지 일 년이 걸리다니 소심하기 짝이 없었다.

첫 수업에 가보니 나처럼 아이를 키우며 책을 사랑하는 주부들로 가득 찼다. 물론 남자분도 있었다. 딱 거기까지였다. 모두가 초보였다. 솔직히 책을 몇 권씩 낸 작가들이 도서관 무료 강좌에 와서 작가 지망생들과 함께 배울 일은 없다. 하고 싶은 일이 있는데 선택의 갈림길에서 망설인다면 일단 한 발짝 내딛자. 시작이 반이다. 해보고 아니면 그때 결정하면 되는 거다.

동화작가 수업은 신세계였다. 옛이야기, 신화, 전설, 민담부터 시작해 그림책, 장르별 동화책을 통해 알찬 수업이 이어졌다. 일주일에 한 번 있는 이 시간이 너무너무 기다려졌다. 이런 수업을 무료로 들어도 될까 싶을 정도로 수준도 높고 재미있었다. 꼬박꼬박 숙제를 잘해가서 모범생이라는 별명까지 붙었다. 마지막 시간쯤에 소재가 좋고 가능성이 있다고 동갑내기 선생님은 책을 내자고 권유했다.

내 두 번째 그림책인 《동전 구멍》이 이 도서관 수업을 통해 출간되었다. '모든 초고는 걸레다'라는 헤밍웨이의 말처럼 걸레 같은 초고를 일 년 넘게 거듭거듭 수정했다. 이 과정에서 글쓰기의 안목도 성숙하고, 글벗도 생겼다.

44세부터 주저하며 선뜻 발을 못 내디뎠던 소심한 나는 47세에 드디어 작가가 되었다. 참으로 늦깎이 작가다. 큰애가 고3 때였다. 하던 일도 휴직하고 아이 뒷바라지를 한다는데, 수험생이 있는 집에서 반대로 일을 시작했다. 하려고 하면 방법이 보이고 하지 않으려고 하면 핑계가 보인다. 이런저런 이유를 대면 시작할 수 있는 게 하나도 없다.

늦게 시작한 만큼 공부할 것도 많고 읽어내야 할 책도 많고 습작도 많이 해야 했다. 내 일이 생기고 일에 몰두하다 보니 아이들과 쓸데없이 옥신각신하는 일이 줄어들었다. 가족 중에 수험생이 있다는 자체가 주는 압박감, 스트레스가 내 일에 묻혀 희석되어 무난하게 지나갔다. 슬기로운 가족생활을 한 셈이다. (일하면서 한 발짝 떨어져 보니 우리 식구들은 알아서 자기 일을 다 잘하고 있었다.)

40대 후반은 내 삶의 터닝 포인트가 된 순간이다. 이제껏 살아온 삶과는 또 다른 나의 삶이 시작되고 있었다. 도서관 강의가 들어오고 독자들을 만나는 시간은 색다른 보람과 즐거움을 주었다. 이제부터 시작이다. 30대에 육아 경험이라는 자산을 쌓은 것이 결코 헛되지 않았다. 40대가 되었을 때 이것이 나의 강점이 되어 새로운 인생을 열게 해주었다.

"누구나 하고 싶은 대로 사는 인생을 갈망한다. 하지만 실제로 그런 삶을 사는 사람은 많지 않다. 당신은 자신의 마음을 가만히 들여다본 적이 있는가? 혹시 지금 당신은 하고 싶은 말, 하고 싶은 일을 하지 못하고 참고 또 참으면서 오직 타인을 위해 한평생 희생하는 삶을 살고 있지는 않은가?" 말기 환자의 고통을 덜어주는 호스피스 전문의인 오츠 슈이치가 죽어가는 환자들이 죽음의 문턱에서 후회하는 모습들을 보며 한 말이 가슴을 적신다. 더 늦기 전에 자신이 하고 싶었던 것들을 하나씩 해보자. 남을 위해 희생하고 참기만 하다가 끝내기엔 인생이 너무 짧고 아깝다. 참고 또 참는 건 캔디나 하게 둬라. 참아 봤자 남는 건 후회뿐이다. 하고 싶은 건 그냥 하자. 미루지 말고.

50, 가족이라도 맨날 좋은 건 아니라서

지옥 같은 수능을 끝내고 아이들이 대학을 가면 홀가분하고 마냥 좋을 것 같은데 부모 마음이 그렇지만은 않다. "둘째가 수능을 치르고 나니 허탈하고 공허한 감정이 자꾸 들어. 잠도 안 오고, 머리도 아프고, 어깨도 아프고. 병원에서는 괜찮다고 하는데 머리가 깨질 거 같아." "하나밖에 없는 딸한테 온갖 뒷바라지 다 해 대학 보냈더니 친구들하고만 어울려 다녀. 맨날 늦게 들어오고 걱정돼 죽겠어. 딸이 간섭하지 말라고 해서 대판 싸웠어. 무시당하는 거 같고 이러려고 살았나 싶다." 친구들이 한숨 쉬며 뱉어내는 우울한 감정 얘기를 종종 듣는다.

전형적인 빈둥지 증후군Empty Nest Syndrome이다. 온 정성을 다해 수험생 자녀를 뒷바라지하던 엄마들 사이에 원인 모를 신체 통증, 우울함, 허무감 등이 찾아온다. 40~50대 중년 여성에서, 특히 자녀들의 수능이 끝난 후에 많이 나타난다. "너를 위해 이제껏 희생했는데 어떻게 네가 이럴 수 있니?"로 요약할 수 있겠다. 자녀들이 독립성을 획득하면서 부모에게 상실감을 안겨준다. 엄마는 '나는 누구인가'라는 정체성 불안을 겪는다. 자녀만을 중심으로 삶을 영위하던 주부들에게 특히 두드러지게 나타난다.

전업주부를 전문직으로 생각하고 육아에 임했던 나 역시 그랬다. 그 심정에 충분히 공감이 간다. 큰애는 대학 합격 소식을 듣자마자 미친 듯이 알바를 했다. 학비를 혼자 감당해야 하는 고학생처럼 밤낮없이 알바를 해댔다. 합격했다고 식구들과 모여 밥 한 끼 먹으며 기쁨을 나눌 시간조차 내기 어려울 정도였다. 그러더니 기세 좋게 홀로서기를 선언했다. 빼도 박도 못하게 이미 학교 근처 원룸에 월세를 계약해놓은 상태였다. 캥거루족도 많은 세상에, 부모 도움 십 원도 안 받고 독립한 게 대단하다고들 말했다. 하지만 상의 한마디 없이 집을 나간 건 지금 생각해도 괘씸하고 섭섭하다.

큰애한테 받은 충격이 가시기도 전에 둘째는 기다렸다는 듯 고등학교 자퇴를 선언했다. 자기가 하고 싶은 분야가 있으니 외국으로 나가서 공부해야 한다는 것이었다. 갈 때 가더라도 고등학교나 졸업하고 가라 했지만 시간 낭비라고 딱 잘랐다. 자퇴서를 내고 초록색으로 염색하고 당당하게 집에 들어왔다. 둘째 혼자 타국에 보낼 수가 없어서 대학 갈 때까지만 뒷바라지하자는 심정으로 막내와 짐을 싸 함께 떠났다. 막 시작한 작가로서의 생활도 미뤘다. 우여곡절 끝에 딸은 원하는 대학에 합격했고 소임을 마친 나는 막내와 일 년 후 다시 한국으로 돌아왔다.

다섯 식구가 북적거리며 살았던 집에 순식간에 세 명만 남았다. 집이 휑했다. 그래도 다행히 나에게는 작가로서 해야 할 일들이 있었다. 햇병아리 작가인 나는 여전히 바빴다. 박차를 가해야 할 때 외국에 있느라 일 년의 공백기가 있었다. 세 아이들의 스케줄에 맞춰 시간을 쪼개고 맞추며 살았던 내게 '휑함'은 선물 같았다. 자식으로부터의 독립. 시간을 온전히 나에게 맞춰 쓸 수 있다고 생각하니 오히려 행복했다. 긍정적인 마인드로 나 자신에게 집중하면 빈둥지 증후군도 피해갈 수 있을 거라 믿었다.

《여자의 뇌》라는 책을 보면 완경기에 접어드는 엄마들의 뇌에 대해 설명한다. "엄마들도 자녀와의 신체 접촉을 통한 피드백으로 양육과 보살핌의 뇌 회로를 유지하고 활성화한다. 한집에서 함께 생활하며 일상적인 접촉을 지속하는 것은 엄마 뇌에 자녀들을 보살피고 양육하는 데에 필요한 충분한 감각을 제공한다. 심지어 다 자란 자녀들에게서도 마찬가지다. 하지만 일단 자녀들이 집을 떠나게 되면 이야기가 달라진다. 게다가 어머니가 완경기라면 이런 뇌 회로를 유지하고 구축하고 절정에 이르게 했던 호르몬 또한 사라지게 된다."

내 보살핌의 뇌는 집 나가지 않고 곁에 있던, 당시 초등학교 6학년이었던 막내에게만 켜져 있는 셈이었다. 거저 키우는 듯한 셋째딸은 옆에 있어 주는 것만으로도 기쁨이었다. 막내가 없었다면 첫째, 둘째의 독립으로 인한 휑함을 선물 같다고 마냥 좋아하진 않았을 거 같다.

덕분에 49세에서 50세로 가는 나의 일상은 행복했다. 새로 첫발을 내디딘 작가로서 창작의 과정은 고통스러웠지만 죽을 때까지 하고 싶은 일을 찾았기 때문에 좋았다. 열정을 느끼고 지속해서 하고 싶은 일이 있어서 다행이었다. 스스로 선택한 일들을 즐겁고 당당하게 할 수 있다는 것은 인생 후반부 여자의 인생에 주어진 가장 유쾌한 부분이다. 자녀에 대한 지나친 기대감을 버리고 내 인생을 꾸려가는 게 무엇보다 중요하다.

빈둥지 증후군으로 우울해하지 말자. 주변의 도움도 필요하지만, 자신의 의지가 중요하다. 시간을 촘촘히 써보는 것도 큰 도움이 된다. 바쁘다 보면 쓸데없는 생각할 시간이 없다. 이 기회에 자녀에 대한 집착을 버리고 아이들에게 해방돼 제2의 인생이 시작된다는 마음가짐을 가져보면 어떨까? 더는 자녀가 중심이 된 인생이 아니라 자신에게서 가치를 발견하고 자아실현 욕구를 충족시키자. 상실감에서 자유로워질 것이다. 내 인생에 가장 자유롭고 홀가분한 시간을 만끽해보자.

어릴 적 좋아했던 게 무엇이었나? 〈줄리 & 줄리아〉라는 영화의 실제 주인공인 줄리아 차일드는 50세에 요리사로 새로운 인생을 시작했다. 레오나르도 다빈치는 54세에 〈모나리자〉를 완성했고, 빅토르 위고는 60세에 《레 미제라블》을 집필했다. 파스퇴르는 62세에 광견병 백신을 발견했고, 스트라디바리는 83세에 세계 최고의 바이올린을 제작했다.

새로운 일에 대한 도전은 사람을 젊게 해준다. 마흔이든 쉰이든 당신은 도전하기 딱 좋은 나이다. 더 이상 빈 둥지를 들여다보지 말자. 50대가 기다려질 것이다. 좀 더 성숙해지고 여유로워지고, 자유로워지는 나의 50대가 펼쳐질 것이다. 무엇을 해도 지금보다 잘 할 수 있을 것이다.

마음속으로 외쳤다.

"환영해. 어서 와. 나의 50대."

기다리던 50대가 되었다. 나름 여유있게, 스스로에게 집중하면서 잘 지냈다. 용기 내 시작한 작가로서의 삶도 나쁘지 않았다. 첫 동화와 두 번째 동화 모두 베스트셀러가 되었고, 인정도 받았다. 강연도 많이 다니고 새로운 사람들도 만나며 활기찬 생활을 이어갔다. 그런데 언젠가부터 조금씩 이상했다. 노트북을 켜고 앉았지만 글 쓰는 대신 멍하니 얼빠져 있는 시간이 더 많았다. 미스터리 작가인 레이먼드 챈들러는 "비록 아무것도 쓸 것이 없다고 해도 나는 하루에 몇 시간인가는 반드시 책상 앞에 앉아 혼자 의식을 집중하곤 한다."라는 편지를 무라카미 하루키에게 보냈다. 그렇게 함으로써 챈들러는 전업작가에게 필요한 근력을 단련시키고, 조용히 그 의지를 높여가고 있는 거라고 하루키는 공감했다. 그런 차원의 의식 집중하고는 거리가 멀어도 한참 멀었다. 에너지가 모이지 않았다. 몇 시간이고 멍하니 앉아 아무것도 할 수 없는 무기력한 나 자신을 확인하는 시간이었다.

그때쯤 몸에 어떤 증상들이 나타났다. 갑자기 열이 얼굴로 확 솟구쳐 오르고 식은땀이 줄줄 흐르기도 했다. 잘 때는 발바닥이 왜 그리 화끈거리는지 이불 밖으로 발만 내밀고 잠들곤 했다. 배가 고프지 않아도 꾸역꾸역 먹어대기 시작했다. 안 써지는 글을 써보겠다고 오기로 밤늦게까지 앉아 있다 보면 초콜릿, 과자 봉지가 노트북 주변에 산처럼 쌓여 있었다. 남편과 아이들이 이걸 밤에 다 먹었냐고 깜짝 놀랐다. 먹어도 먹어도 허기졌다.

순식간에 10kg이 늘었다. 거울을 보면 둥글둥글하게 살이 오른 낯선 내가 서 있었다. 글쓰기 작업으로 들어가면 우스갯소리로 작품 하나당 5kg이란 말이 있다. 가만히 앉아서 창작의 고통을 온몸으로 감당하느라 긴급 수혈할 당이 필요해진다. 정신을 흐트러뜨리지 않게 하기 위해 사람 만나는 약속도 잘 잡지 않는다. 거의 칩거 생활을 한다. 움직임을 최소한으로 하고 식사는 불규칙하고, 단 음식을 옆에 끼고 있으니 살이 안 찔 수가 없다. 어쨌든 좋다. 글만 잘 써지면 상관없다. 그런데 무슨 마비가 된 사람처럼 노트북을 켜고 자판 하나 두드리지를 못했다.

별명이 모범생이었던 내가 마감조차 지키지 못했다. 누구보다 의욕에 차서 열심히 하던 열정은 어디로 간 걸까? 마음이 불안하고 초조해졌다. 집에서는 남편한테 짜증만 부렸다.

감정 기복은 더 심해졌다. 큰애가 "엄마 요즘 왜 그래? 갱년기야?" 무심코 툭 물었다. 머리를 망치로 한 대 얻어맞은 것처럼 띵했다. 갱년기? 한 번도 생각해본 적 없었는데 이게 갱년기 증상인가? 그러고 보니 또래 엄마들 사이에서 자주 듣는 얘기들이 있었다. 오십견이 와서 한쪽 팔을 들 수가 없다, 넌 얼굴이 화끈거리니? 난 등짝이 화끈거려. 몸이 아프니 뭘 하려 해도 할 수가 없어. 의욕도 떨어지고 무기력해. 생리도 불규칙해. 여자로서 인생이 끝난 거 같아. 이런 진부한 레퍼토리들.

갱년기와 나는 상관이 없는 거로 생각했다. 완경기에 일을 찾으면 괜찮다며? 40대 후반에 찾은 내 일이 너무 좋아서 의욕에 차고 에너지가 샘솟다 못해 넘쳐날 지경인데 몸이 왜 이러냐고! 겨우 세 아이의 육아에서 벗어나서 나 자신에게 집중 좀 하겠다는데 왜 무기력하냐고!

뭘 해도 재미없고 시큰둥했다. 침대에 누워 하루를 보내는 일이 많았다. 외출을 거의 하지 않았다. 누워만 있다 보니 쓸데없는 생각들이 꼬리에 꼬리를 물고 부정적으로 변해갔다. 하는 일도 없는데 온종일 피곤했다. 미리 일정이 짜여 바꿀 수 없는 강연이나 사인회가 있을 때만 겨우 꼼지락거리며 나갔다.

오랜만에 보는 작가들은 나보고 멀쩡한데 도대체 왜 그런 거냐고 물었다. 겉보기는 멀쩡하니 더 문제다. TV에서 공황장애로 잠정 은퇴를 하는 연예인들을 종종 본다. 어제까지만 해도 우리에게 웃음을 줬던 이들이라 놀랍고 의외다. 몸과 마음이 따로 노는 그들의 힘든 감정을 겉으로 알아챌 수 없었기 때문이다. 우울증을 앓는 사람들의 심정을 조금 이해할 수 있다. 마음이 아픈 사람에게 자꾸 어디가 아프냐, 뭐가 문제냐고 꼬치꼬치 묻는 사람들에게 뭐라고 대답해야 하나? 나이 50은 갱년기와 함께 무기력하게 흘렀다.

역시, 결국, 마침내 운동

　늘 발전하고자 하는 마음이 있었는데 의지만으로 안 되는 게 있다는 걸 알게 되니 괴로웠다. 동시에 미래에 대한 불안이나 외로움도 한 쌍의 바퀴벌레처럼 생겨났다. 그 공허함을 먹는 거로 달랬다. 온종일 아무것도 안 먹고 누워 있다가 밤중에 일어나 며칠 굶은 사람처럼 먹어대고 다음날 후회했다. 손에서 놓지 않았던 책도 읽지 않았고, 사람도 안 만났고, 유튜브도 안 봤다. 세상과 소통하는 통로를 점점 차단했다. 자존감이 바닥으로 떨어졌다.

　철학자 에머슨은 "나에 대한 자신감을 잃으면, 온 세상이 나의 적이 된다."고 했다. 정말 그랬다. 상대방의 말 한마디, 행동 하나에도 서운함과 서러움이 느껴졌다. 부정적인 생각은 나의 삶을 자꾸 비관적으로 보게 했다. 이러다 영원히 글을 못 쓰면 어떡하지? 점점 뚱뚱해질 거야. 밖에 나가면 늙고 못생긴 아줌마라고 비웃을 거야. 사춘기 소녀처럼 외모 걱정을 했다. 별것 아닌 거에도 깔깔거리고 웃다가 푹 꺼지는 감정의 롤러코스터를 자주 겪었다.

하루는 K 작가가 전화를 걸어왔다. 도서관에서 동화를 배울 때 같이 공부했던 동기다. 이런저런 얘기들을 했더니 K는 음, 음 하며 듣기만 했다. 거의 한 시간 동안 통화하면서 나는 울고 짜고 다 하고 있고, K는 끊을 때쯤 한마디 했다. "괜찮아, 좀 쉬어. 밥이나 잘 챙겨 먹고."

와, 이 짧은 한마디에 속이 뻥 뚫렸다. 어디선가 한줄기 환한 빛이 들어오는 것 같았다. 그렇지. 이건 쉬는 거지. 푹 쉬고 나면 기분도 좋아질 거야. 그러게, 밥도 제대로 안 챙겨 먹고 뭐 했어. 괜찮은 걸 갖고 너무 걱정만 했잖아.

침대에서 벌떡 일어났다. 떡진 머리를 감고 샤워부터 했다. 기분이 한결 나아졌다. K의 말대로 밥을 챙겨 먹었다. 나를 위해 뭔가 챙겼다는 게 중요하다. 외출 준비를 했다. 살이 쪄 맞는 옷이 없어 순간 살짝 울컥했지만 끼겨 입고 나가기로 했다. 사람들마다 기분 전환하는 장소가 하나씩은 있을 것이다. 나는 서점에 간다. 길모퉁이에 자리한, 작고 따뜻한 기운이 풍기는 독립서점도 좋아하고, 신간을 한꺼번에 볼 수 있는 대형서점도 좋아한다.

집에서 한 시간도 넘게 걸리는 광화문으로 향했다. 모던함을 뽐내는 빌딩 지하에서 종이책이라는 아날로그 향연이 펼쳐지는 멋진 조화가 나를 설레게 한다. 도착해서 발길이 향한 코너는 으레 첫 번째로 가던 어린이 책 쪽이 아니었다. 건강에 관한 책이 모여 있는 곳으로 갔다. 다양한 종류의 책들이 어찌나 많은지 깜짝 놀랐다. 갱년기, 우울증, 마음 다스리는 책들을 찾아보았다. 중년 여성들의 건강을 다룬 책들도 꽤 있었다. 몇 권 골라서 사 들고 집에 오는데 기분이 괜찮았다. 책 속에 어떤 해답이 있을 거 같았다. 문제가 생겼을 때면 항상 책에서 방법을 찾지 않았던가. 분명히 어떤 길을 찾을 수 있을 것이다.

나를 위해 밥을 먹고, 서점에 가고, 책을 샀다는 것만으로도 확실히 기분 전환이 됐다. 형광펜을 옆에 놓고 사 온 책들을 읽어내렸다. 책에서 마음에 드는 문구를 만나 밑줄 긋는 행위는 또 다른 나의 힐링 포인트다. 진정한 내 책이 되는 느낌이다. 내가 책에다 밑줄을 그었을 때 그 책은 나에게 와서 꽃이 되었다고나 할까? 파스텔톤의 연한 색 형광펜들이 옆에 있으면 든든하다. 남편은 책에 낙서하며 읽는 게 소름끼치게 싫다며 깨끗하게 읽는다. 책 읽는 법도, 취향도 사람마다 다 다르다.

십여 권의 책을 죽 읽어내렸다. 《달리기를 말할 때 내가 하고 싶은 이야기》, 《달리기와 존재하기》, 《나는 달리기로 마음의 병을 고쳤다》와 같은 에세이들이 인상적이었다. 작가, 의사, 기자라는 직업을 가진 사람들이 자신이 좋아하는 일을 건강히 잘하기 위해 선택한 게 운동이었다. 운동을 통해 얻은 깨달음을 쓴 이야기들이 마음에 와닿았다. 무라카미 하루키의 《달리기를 말할 때 내가 하고 싶은 이야기》를 보면 엄격한 자기 절제 요소가 들어 있다.

위대한 작가이기도 하지만 마라토너이기도 한 하루키. 글쓰기도 힘들 텐데 왜 인간의 한계를 시험하는, 힘든 마라톤을 20년 동안이나 쉼 없이 도전하는 것일까? 그는 이렇게 말한다. "오랫동안 직업적으로 소설을 써나가기를 원한다면, 우리는 그와 같은 위험한(어느 경우에는 목숨을 내놓는 경우가 되기도 한다) 체내의 독소에 대항할 수 있는 자기 면역 시스템을 만들어야만 한다. 그렇게 함으로써 우리는 좀 더 강한 독소를 바르고 효과적으로 처리할 수 있게 된다. 다시 말하면 좀 더 힘 있는 이야기를 써나갈 수 있게 된다. 그리고 이 자기 면역 시스템을 만들어놓고 오랜 기간에 걸쳐 유지해 나가려면 강력한 에너지가 필요하게 된다. 어딘가에서 그 에너지를 구해야만 한다."

자기 면역 시스템, 강력한 에너지, 하루키는 글만 잘 쓰는 게 아니라 아주 영리한 작가다. 체력적 요소뿐 아니라 멘탈의 건강까지 달리기를 통해 철저히 관리하는 것이다. 위대한 작품이 나오는 건 이래저래 힘든 과정이다. 남루했던 나의 두 달, 슬슬 이렇게 살고 싶진 않다는 생각이 스멀스멀 비집고 들어왔다. 뭔가를 결심하라고 마음 깊은 곳에서 재촉한다. 얼른 실천하라고 졸라댄다. 결심하기까지 시간이 좀 걸리는 게 흠이지만 일단 결정하면 꾸준히 밀어붙이는 게 나의 특기다. 좀만 더 읽어보고 결정하자.

셰익스피어는 현실을 있는 그대로 받아들이고 객관적으로 처리하는 것이 가장 유익하다고 했다. 40대보다 멋진 50대, 50보다 멋진 60대를 위하여 이대로 주저앉을 수 없었다. 어떻게 살아온 50년 인생인데. 늦게 작가의 일을 시작한 만큼 1분 1초도 허투루 안 쓰려고 얼마나 동동거렸나. 세수도 안 하고 머리 질끈 묶고 고3보다 더 무거운 책가방을 메고 아침부터 도서관에 가서 공시생들처럼 종일 앉아 있다 오곤 했던 시간이 스쳐 지나갔다. 내가 이루고 싶은 간절한 뭔가를 적어나갔다. 나 자신을 객관적으로 차근차근 들여다보는 시간을 갖다 보니 한결 마음이 차분해졌다.

일단 몸을 움직여야 한다는 게 내 결론이었다. 읽어본 모든 책에서, 떨어진 자존감을 찾는 데 1순위로 추천한 방법은 운동이었다. 몸과 마음은 떼려야 뗄 수 없는 긴밀한 관계이다. 움직이지 않는 몸은 계속 움직이기 싫어한다. 무기력증은 삶을 송두리째 빼앗아간다. 운동은 몸을 움직이게 함으로써 무기력에서 벗어나게 할 가장 쉬운 방법이었다.

프랑스의 실존주의 철학자 가브리엘 마르셀은 "세상에는 머리만으로는 뚫고 나갈 수 없는 벽이 존재한다. 그때는 직접 몸으로 부딪쳐야만 한다."고 했다. 이러한 상황에서 뭐라도 하는 것이 아무것도 하지 않는 것보다 나을 것이 분명했다. 노트북 자판을 두드리기 전에 바닥난 체력부터 키워야 했다. 갱년기 극복 프로젝트. 첫째, 내 몸을 소중히 여기기. 둘째, 운동하기. 운동은 집에서도 할 수 있지만 나는 집 밖으로 나가는 게 시급했기에 제일 간단한 계단 오르기부터 하기로 했다.

갱년기 증상으로 우울한 4050이여. 우울하지 않은 사람보다 우울증을 극복하고 치유한 사람들이 더 큰 보상을 받는다고 한다. 바싹 마른 낙엽처럼 바스러진 내면을 발견하고 나에 대한 새로운 깨달음을 가질 수 있기 때문이다. 더 나아가 다른 사람에 대한 감정과 생각을 깊이 이해할 수 있는 성숙의 시간이 될 수 있다. 나도 갱년기를 겪고 난 후 세상을 보는 마음이 많이 달라졌음을 느낀다. 갱년기를 겪지 않은 사람보다 더욱 훌륭한 내면의 성숙을 이루면 아름다운 50대로 거듭날 수 있다.

우리는 누구나 마음먹기에 따라 자신의 인생을 변화시킬 수 있다. 중요한 건 우리가 원하는 것, 할 수 있는 것을 행동으로 옮길 수 있느냐에 달려 있다. 두 달여 간의 무기력증을 떨치려고 나는 마침내 운동화를 신고 문밖으로 나갔다.

2부

50, 변신 그리고 기적

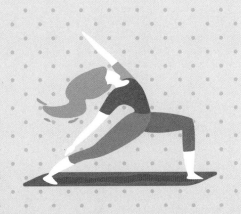

여자의 몸이 바뀌면 마음이 바뀐다

운동을 하겠다고 결심했지만 처음부터 큰 욕심을 내지 않았다. 뚝배기에 김이 펄펄 나는 국밥 한 그릇을 먹을 때 무턱대고 한 숟갈 푹 떠서 입에 넣는 사람은 거의 없다. 잘못하다가는 혀 천장이 홀라당 까지도록 델 수 있기 때문이다. 혀끝에 살짝 대 보고 뜨거움의 정도를 감지하고 나름의 방식으로 조금씩 식혀가며 먹는다. 나는 내 몸을 소중하게 다루기로 했다. 오르락내리락하는 감정들을 잘 다뤄야 하기에 중요한 건 작은 거라도 해냈다는 성취감을 유지하는 거였다. 거창하게 목표를 세우고 해야 한다는 압박감 때문에 무리하다 포기하면 또 다른 좌절로 이어질 수 있다.

눈 뜨자마자 기지개 한번 시원하게 켜기부터 시작했다. 움직임은 움직임을 낳는다. 대부분 기지개에서 끝나지 않는다. 목도 돌려보고, 어깨 돌리기도 한다. 몸은 서서히 깨어나기 시작한다. 찌뿌둥함이 사라지며 정신이 맑아진다. 에너지가 돌면서 아침 시간을 즐긴다. 커피 한잔을 하고 계단만 오르내리면 하루 운동 끝. 계단 오르내리기도 처음부터 아파트 전체로 잡지 않았다. 열 계단만 올라갔다 오자였다. 솔직히 열 계단은 1분도 안 걸린다. 1분이면 할 수 있는 일, 아침부터 뭔가 해냈다는 게 중요했다.

이 작전은 나에게 잘 맞았다. 1분이면 할 수 있는 일이지만 나의 의지로 몸을 움직여서 해냈다는 성취감을 느끼는 건 큰 기쁨이었다. 큰 목표에 다가가기 위해 작은 일부터 실천하는 나만의 노하우를 만든 것이다. 긍정적 변화를 위해서는 요구되는 것들이 많다. 천천히, 꾸준히, 조금씩 이런 것이 필수품처럼 따라온다. 애석하게도 꾸준함은 지루함을 몰고 올 때가 많다. 이불을 박차고 일어나기까지도 핑곗거리가 수백 가지인데 이런 추상적인 단어들이 우리를 괴롭힌다. 클립 전략을 썼다.

클립 전략은 내가 단기 목표를 이룰 때 자주 쓰는 방법이다. 실천, 성취, 꾸준함, 목표…. 이런 것들은 인생에 있어서 중요하고 때로는 절실하다. 눈에 보이지는 않지만 소중한 것들. 그러나 쉽지 않다. 눈에 보이지 않으니까 더욱 어렵다. 그래서 클립 전략은 나름 효과가 좋다. 보이지 않는 것들을 클립으로 시각화시켜 성취감을 높이는 방법이라고나 할까?

색색깔의 클립과 속이 훤히 들여다보이는 플라스틱 통 두 개만 준비하면 끝. 한쪽에는 클립을 채우고 한쪽은 빈 통으로 둔다. 계단 오르내리기를 하고 오면 클립 한 개를 빈 곳으로 옮긴다. 빈 통으로 살짝 던질 때 나는 클립의 찰랑 소리가 은근 쾌감을 준다. 비어 있던 통에 하루 이틀 한 달이 지나면 클립이 제법 쌓인다. 때로는 일주일 치 일곱 개를 한 개의 금색 클립으로 바꾼다. 금색이 꽤 많이 섞여 있으면 뭔가 상 탄 것 같이 뿌듯하다. 사람에게는 보상심리가 있는 게 분명하다.

거대한 지루함이 태풍처럼 밀려올 때는 이 클립 전략은 별로 효과가 없다. 한두 달 바짝 시작을 위한 작은 실천이 필요할 때 쓰면 요긴한 방법이다. 보름쯤 지나니 계단 오르내리기가 지겨워졌다. 집 밖에서 하는 운동을 우선으로 삼았지만, 계단은 건물 안에 있었기에 좀 더 밖으로 나가고 싶었다. 남편과 함께 산책 삼아 실개천이 흐르는 곳으로 나갔다. 참 걷기 좋은 곳이었다. "이렇게 좋은 데가 집 근처에 있었어?" 개천 양옆으로 나무도 많고 꽃도 많았다. 말 그대로 꽃길이었다. 졸졸 흐르는 물소리와 자연의 냄새가 코끝을 스쳤다. 운동 싫어하는 남편도 나를 위해 아침마다 같이 걸었다. 오래 걷다 보면 머리가 맑아지고 나에게 집중하는 나 자신이 느껴진다. 운동은 뇌세포를 깨우는 역할을 한다. 쓰다가 만 내 동화 속 캐릭터들도 떠오른다. 조연의 역할을 확 살려야 해. 주인공의 아빠는 죽이지 말고, 다치는 걸로 하자. 다시는 글을 못 쓸 것처럼 죽상을 하고 누워 있던 내가 글 쓰려고 상상의 나래를 편다.

"네가 이루고 싶은 게 있거든 체력을 먼저 길러라. 평생 해야 할 일이라고 생각되거든 체력을 먼저 길러라. 게으름, 나태, 권태, 우울, 분노 모두 체력이 버티지 못해서 정신이 몸의 지배를 받아 나타나는 증상이야." 드라마 〈미생〉의 명대사가 괜히 회자되는 게 아니다.

정신과 육체는 나눌 수 없다. 극도의 정신을 쓰는 일을 오래 하고 싶으면 체력을 길러야 한다는 평범한 진리를 이렇게 힘들게 깨달아야 하는지. 뭐든지 눈앞에 닥쳐야 부랴부랴 힘들게 한다. 닥쳐서라도 하는 게 다행인지 모르지만.

집에서 TV를 켜는 일이 거의 없는데 그날따라 소파에 앉아 리모컨을 이리저리 돌려댔다. 한 방송에서 리모컨을 멈췄다. 75세 할머니가 보디빌더 대회에 나가서 2위를 했다며 인터뷰를 하고 있었다. 탄탄한 근육으로 무장된, 도저히 그 나이로 보이지 않는 몸은 당연히 멋있었다. 특히 나를 사로잡은 건 경쾌한 목소리와 건강한 몸에서 뿜어져 나오는 긍정 가득한 에너지였다.

임종소 할머니는 허리 협착증으로 땅에 발을 디디지 못할 정도로 아팠다고 한다. 지푸라기라도 잡는 심정으로 재활 운동이라고 쓰여 있는 체육관 간판을 보고 무작정 들어가 등록했다. 한 달 만에 증상은 좋아지고 관장님은 보디빌더를 권유했다. 무대에 선다는 건 상상도 못한 일이었다. 망설였지만 관장님이 직접 등록하고 선수용 비키니까지 빌려다 주었다. 안 할 수 없게 만들었다. 역시 훌륭한 인물 뒤에는 헌신하는 지도자가 있다.

할머니가 비키니를 입고 연습하자 손녀들의 응원이 이어졌다. 식당에서 오전 11시 40분부터 오후 2시 40분까지 설거지 아르바이트를 하며 할머니는 피티^{PT} 레슨비를 번다. 그 시간 이후는 운동에 집중하는 시간이라고 한다. 남한테 신세 안 지고 시간 관리까지 똑 부러지게 하고 있었다. 대회가 끝나서 사교댄스에 도전했다고 활기차게 웃는 모습이 아름다웠다.

아프다고 누워만 있고 휠체어를 타고 다녔으면 오늘의 임 할머니는 없었을 거다. 아픔을 이겨내고 당당히 노후를 즐기는 모습, 하루하루가 즐겁고 기쁘다는 할머니의 환한 미소가 마음속에 들어왔다. 인생의 중반기로 넘어가는 나의 무력감은 철없는 아이의 투정 같았다.

3년 동안 조금씩 부었던 적금을 찾았다. 50세를 맞이하면 이제껏 잘 살아온 나에게 선물을 주려고 들었던 거다. 그러고 보면 50세를 처음 겪을(누구나 그렇지만) 나를 위해 은근 준비를 많이 했었다. 약간의 목돈이지만 현금을 손에 쥐니 이것저것 소소하게 하고 싶은 일이 많왔다. 새로운 장르의 글쓰기 작법을 배워볼까, 한 번도 내 돈 주고 사본 적 없는 명품가방을 사볼까, 해외여행을 다녀올까 즐거운 궁리를 했다. 종이를 하나 꺼내 해야 할 것과 하고 싶은 것을 적어보았다.

머릿속으로 상상할 때와는 달리 1순위로 적은 건 운동이었다. 조급한 마음을 덜고 조금 더 멀리 보고 체계적으로 운동하자고도 적었다. 적는 행위는 사람을 이성적으로 만드나 보다. 그래, 내 몸에 투자하자. 건강해야 내가 좋아하는 일도 오래하지. 막연한 운동으로는 능률이 안 오를 것 같았다. TV에서 본 임 할머니처럼 유능한 트레이너에게 체계적으로 배우고 싶었다.

여자의 몸을 잘 알고, 운동을 잘 시킨다고 소문난 트레이너분을 찾았다. 코앞에 숱한 헬스장, PT숍을 놔두고 대중교통으로 50분 정도 걸리는 곳을 일부러 찾아갔다. (무자격 트레이너들도 종종 있어서 PT를 받다가 다칠 수도 있다. 선생님을 잘 찾아봐야 한다.) 헬스장에 도착하자마자 SNS에서 사진으로 보았던 아름다운 모습의 트레이너분을 찾느라 기웃거렸다. 바로 앞에서 나를 맞아주시는 분이 있었다. 사진과는 다르게 다소 무서워 보이는 인상에 허스키한 목소리의 주인공. 내가 찾던 그분이었다. 괜히 좀 쫄면서 상담에 들어갔다.

헬스장 정문에는 정신이 육체를 지배한다고 커다랗게 적혀 있었다. 나의 상태가 이러저러하다, 운동으로 극복할 수 있겠냐고 물었다.

트레이너는 거두절미하고 무조건 운동으로 해결할 수 있다고 자신 있게 말했다. 그런 분이 한둘이 아닌데 운동 후 다 좋아졌다고 침을 튀기며 열변했다. 식단도 강조했다. 좋은 것을 먹는 습관을 들여야 몸이 좋아지는 건데 대부분 식습관이 엉망이라고 했다. 집에서도 몸을 많이 움직이고 자기 전에 폼롤러로 스트레칭을 하는 생활 습관도 강조했다.

온종일 노트북으로 깨알 같은 글씨를 들여다보며 삐딱하게 앉아 있으니 몸의 균형이 온전할 리 없었다. 어깨가 한쪽으로 기울고, 다리도 한쪽이 더 길고, 엉덩이도 삐뚤어지고, 습관적으로 짝다리를 하고 서 있다며 수십 가지 지적을 받았다. 폼롤러를 세로로 놓고 등에만 대고 있어도 자세가 훨씬 교정될 거라고 했다. 바른 자세를 유지하려는 생활 습관까지도 운동이라 했다. 홀린 듯이 등록했다. 내일부터 운동 시작이다. 집으로 오는 길에 등록하고 남은 돈으로 폼롤러를 사고, 예쁜 운동화와 운동복을 샀다.

핵심정리

1. 50세를 위한 특별한 의식 – 50세의 나를 위해 내가 나에게 선물하는 적금은 의미가 깊다. 3년 기간으로 부담되지 않을 만큼 소소한 금액의 적금통장 하나 만들자. 좋아하거나, 필요한 일을 시작할 수 있는 원동력이 된다.

2. 50세는 운동을 통해 체력을 키우는 걸 최우선으로 삼자. 머니(Money)와 머슬(Muscle)은 50대를 위한 핵심 키워드다.

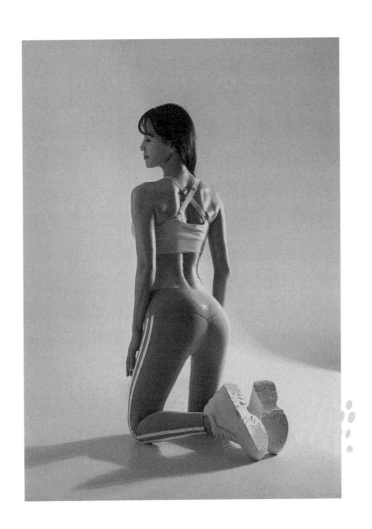

2부 50, 변신 그리고 기적

아이 셋 둔 50세 아줌마, 피트니스 대회 도전하다

트레이너 샘은 나와 운동을 몇 번 해보더니 대회반으로 옮기는 게 어떻겠냐고 제안했다. 대회라는 목표를 두고 운동을 하면 몸도 잘 바뀌고 정신력도 훨씬 강해질 거라고 확신에 찬 얼굴로 말했다. 근육의 길이도 긴 편이고 바디 상태가 나쁘지 않으니 해보자고 권했다. 내가 다니던 헬스장은 일반 피티반, 바디 프로필반, 대회 선수반으로 나뉘어져 있었다. 일반 피티반은 기초체력을 충실히 다지며 개인의 역량에 맞춰 운동한다. 바디 프로필반은 다이어트 식단과 운동을 통해 몸을 슬림하게 만들어 인생 사진을 찍는 반이다.

대회반은? 일 년에 몇 번 열리는 피트니스 대회 중 하나를 선택한다. 대회가 추구하는 방향에 맞춰 식단과 운동을 빡세게 해 몸을 만든다. 대회 날 무대에 올라가서 규정에 맞는 포즈를 취하며 경쟁을 통해 순위를 매긴다. 일반인 참가자도 늘어나는 추세이기는 하나 현역 트레이너와 트레이너 꿈나무들이 많이 도전한다. 나랑은 전혀 상관없는 영역이라 여겼다. 선수반에서 운동을 하는 사람들을 보니 운동 강도가 장난이 아니었다. 다들 젊었는데도 훈련이 끝나면 기진맥진이었다. 40대는 간혹 있어도 50대는 눈 씻고 찾아봐도 없었다.

운동도 운동이지만 먹는 건 어떡하고? 사람들 만나거나 회의 있을 때 다이어트한다고 나만 닭가슴살 먹어? 남편이랑 주말마다 맥주 한잔하며 이런저런 얘기하는 게 낙인데 그것도 못 하잖아. 달달한 것 없이 글은 어떻게 쓰려고? 안 하고 싶으니까 핑곗거리가 수없이 꼬리를 물었다. 지레 겁먹고 안 한다고 하고 집에 왔다. 안 한다면서 헬스장 가면 대회반 선수들이 운동하는 모습을 흘끔흘끔 쳐다보곤 했다. 뭔가 해야 하는 걸 피해 다니는 것 같이 찜찜했다. 며칠이 흘렀다.

동화작가 수업을 마음에 품고 일 년을 흘려보내고 후회했던 게 떠올랐다. 50세도 막바지로 흘러가는데 기억에 남는 일 하나 정도 하는 것도 좋지 않을까? 피트니스 대회라는 게 있다는 걸 안 것도 인연인데, 대회를 준비하면서 많은 경험을 해볼 수 있을 것이다. 안 하면 또 아쉬움이 남을 게 분명했다. 50세부터는 뭔가 하고 싶으면 바로 해야 한다. 망설이고 뭐고 할 시간이 없다. 기왕이면 50세에 하는 게 멋질 것 같았다.

까짓것 한번 해보지, 뭐. 그래 하자. 내 인생의 돌파구가 될 수도 있어. 어차피 1등 하려고 나가는 대회가 아니잖아. 결과가 어떻든 일단 몸이라도 확실하게 변할 거 아냐. 하겠다고 말하는 순간 트레이너 샘은 그럴 줄 알았다는 듯 씩 웃었다. 웃음은 딱 거기까지였다. 밀고 당기며 나름 달콤하게 레슨을 했던 샘은 선수반으로 옮기면서 마녀가 되었다. "몸짱 되는 게 쉬우면 대한민국 모든 사람이 이미 몸짱 돼 있을 거예요." 시키는 대로 괴물 같은 머신에 발을 끼워 넣었다.

"자, 앉았다 일어나요. 올려요. 엉덩이에 힘주고. 빨리 올리란 말이야." 앉긴 했는데 무게에 깔려 죽을 것 같았다. 내 깐에는 온몸에 힘을 주고 일어나려고 끙끙댔는데 엉덩이 한번 들썩이지 않았다. 한 것도 없는데 땀이 비 오듯 흘렀다. 숨을 헉헉댔다. "뭐 하는 거야, 지금!" 손가락 하나 까딱 않고 마녀 샘은 나를 어이없다는 듯 째려봤다. 생전 처음 해보는 건데 어떻게 하는지 설명도 안 해주고, 시범도 안 보여주고. 어쩌라는 거야? 속으로는 오만가지 불만을 내뿜으면서도 겉으로는 찍 소리 못하고 머신에 끼어 낑낑대고 있었다. "엉덩이에 힘주고 들어 올리란 말야."

번쩍. 들어 올렸다. 헤라클레스 같은 힘이 샘솟아 들어 올린 걸까? 아니다. 마녀 샘이 옆에서 더럽게 성질부리는 게 듣기 싫어 올렸다는 게 정확한 표현일 거다. 아이들이 엄마한테 혼나면 잔소리 듣기 싫어 억지로 하는 것과 비슷한 심리라고나 할까? 어쨌든 한 번을 들어 올리니 열 개, 스무 개까지 이어졌다. 온몸으로 버둥거리면 꿈쩍도 안 하는 게 엉덩이 근육을 쓰면 들어 올려졌다. 신기했다. 스스로 깨닫게 해주려고 손 하나 까딱 안 하고 째려본 거라는 기특한 생각도 잠시 했지만, 그걸 감사하다고 여기기에는 너무 힘들었다.

지옥 같은 한 시간이 흐르고 후달거리는 다리를 질질 끌고 걷는데, 마녀 샘이 종이쪽지 하나를 내민다. "식단이에요. 앞으로 이렇게만 드세요." 고구마 80g, 닭가슴살 100g, 채소는 마음껏, 과일은 아보카도 하루 한 개씩 총 네 번 식사하라고 적혀 있었다. 어휴, 난 닭가슴살 싫어하는데…. 대체할 거 없냐고 물어봤다가 또 된통 혼만 났다. 아몬드도 안 되냐고 했다가 쓰여 있는 것만 먹으라고 하지 않았냐고 또 혼났다. 대회까지 절대 복종, 질문 금지였다. 받아주기 시작하면 끝이 없고, 금방 해이해진다고 했다.

남들보다 늦게 대회반에 들어갔더니, 대부분의 피트니스 대회는 거의 시즌 마감이 되고 참여할 수 있는 대회는 하나뿐이었다. 대회까지는 딱 60일 남았다. 하필이면 추석을 닷새 앞둔 날 시작하는 바람에 넘어야 할 고비가 벌써 눈앞에 와 있었다. 무슨 일이든 잘 지원해주는 남편도 처음엔 반대했다. 젊은 나이도 아닌데 지나친 운동은 관절에 무리

와서 안 된다는 이유에서였다. 훈련이 끝나면 끙끙대는 것도, 식구들끼리 맘 편히 외식을 못 하는 것도 못마땅해했다. 그러면서도 남편은 명절 음식을 담당하겠다고 나섰다. 갈비찜을 한솥 하면서 양념을 뒤적거리는 남편 옆에서 눈치를 보며 두 달만 참아달라고 했다.

추석 때도 새벽에 일어나 보온도시락에 닭가슴살 채소볶음을 쌌다. 오랜만에 얼굴 보는 친척들과 화려한 명절 음식을 앞에 두고도 혼자 도시락을 펼쳐야 하는 상황. 뭘 크게 잘못해서 벌 받는 것처럼 서럽고 거북했다. 시어머니나 친정엄마께서는 대체 뭘 먹는 거냐고 펄쩍 뛰었다. 좋은 음식 먹으라고 성화였다. 한 입이라도 본인들이 한 음식을 먹이려고 애썼지만 눈 질끈 감고 닭가슴살만 씹어댔다. 야들야들한 갈비찜 한 입이 마중물이 돼서 참았던 식욕이 폭발하지 않도록 조심해야 했다. 남편은 이날 나의 단단한 결심을 느꼈던 것 같다. 다음날부터 채소도 썰어서 소분해주고, 운동하고 오면 식단을 챙겨주기도 했다. (언제나 고마운 그대여.)

운동이 내 삶의 중심으로 들어오니 많은 게 변했다. 책 읽고, 글 쓰는 일이 익숙한 아줌마가 매일 중력을 거슬러 뭔가를 번쩍 들고, 끙끙대며 잡아당기는 일을 했다. 어깨, 등, 하체 부위별 근육을 써대야 하는 운동이 어색하기만 했다. 매일 나의 한계를 넘는 일에 도전하다 보니 갱년기네 뭐네 하는 게 끼어들 틈이 없었다. 대회 준비를 누가 대신

해줄 수도 없고, 날짜는 촉박하니 하루라도 운동을 빼먹을 수 없었다. 아무렇게나 준비하고 무대에 설 수는 없는 노릇 아닌가.

아침에 부스스 일어나 눈도 못 뜨면서 무조건 반사처럼 운동복으로 갈아입고 아파트 단지 안 헬스장에 가서 공복 운동을 두 시간씩 했다. 저녁 때도 매일 두 시간 이상을 했다. 한 개도 못 할 것 같아도 반복하고 연습하다 보면 어느 순간 그 이상을 해낸다. 그때의 카타르시스. 카타르시스는 문학 작품에만 있는 게 아니었다. 한계에 도전하고 하나씩 해내면서 무엇보다 정신이 강해짐을 느꼈다. 50세에 '나 왜 이래' 하면서 질질 짜던 아줌마도 할 수 있네. 하면 다 되지. 못할 게 어딨어? 이런 자신감이 저절로 스며들었다. 정신을 쓰는 게 제일 힘든 일이라고 생각했는데 그건 육체를 제대로 써본 적 없는 사람들이 하는 말이다.

식단을 챙기는 게 운동보다 더 어려운 일이었다. 하루에 네 끼를 규칙적으로 먹는 게 이렇게 힘든 일인지 몰랐다. 입에서 단내가 날 정도로 운동하면서 식단까지 챙기는 게 엄청 힘들었다. 누가 대신 좀 해줬으면 좋겠다 싶은 생각이 간절했다. 일단 장보기부터 시작했다. 50 평생 나를 위해 그렇게 많은 채소를 산 건 처음이었다. 김장거리 준비하듯 바구니 한가득 채소들을 씻어서 썰어 소분했다. 매일 네 번씩 먹으니 금방 떨어졌다. 양파, 버섯, 파프리카, 브로콜리, 당근 등 채소는 아무거나 마음껏 허용된 음식이라 돌아가면서 사 먹었다.

처음에는 배고프지도 않은데 시간 맞춰 먹는 게 무척 번거롭고 귀찮았다. 그런데 일주일, 열흘 지나면서 생체리듬이 바뀌니 먹을 시간을 몸이 알려준다. 4~5시간 간격으로 배가 고파 못 견디겠다는 신호가 온다. 극도의 허기짐을 느끼면 안 먹을 수가 없다. 닭가슴살 스테이크를 싸가지고 다니면서 길거리에서 허겁지겁 먹기도 했다. 운동, 식단 모두 처절하게 지켰다.

지인들과의 약속은 다들 살기 바쁜 사람들이라 그런지 잡히지도 않았다. 운동하기 전에 못 만날까 봐 쓸데없는 걱정을 한 셈이다. 외출할 때는 도시락 하나면 어지간히 해결되었다. 예정돼 있던 강연이 몇개 남아있었다. 대구, 세종시, 전주, 창원 다 먼 거리였다. 1인용 닭가슴살 스테이크를 싸가지고 다니는 건 기본. 편의점이나 카페에서 파는 샐러드를 사서 같이 먹으면 완벽한 식단이다. 편의점 샐러드가 다양하게 잘 나오는지도 그때 처음 알았다. 하려고 마음먹으면 다 하게 돼 있다.

아쉬운 거 하나는 있었다. 지방 강연이 토요일에 있으면 막내와 남편이 SRT를 타고 끝날 때쯤 온다. 그 지역 명물을 둘러보기도 하고 맛난 것도 먹는 가족 힐링의 시간이다. 관광할 때까지는 좋은데, 맛집 탐방은 죽을 맛이었다. 특히 전주에 갔을 때는 음식의 고장답게 뭐 이리 맛난 게 많은지 순간 한 번만 아니 '한 입만'이라는 유혹에 직면했다. 이젠 식구들이 나서서 말렸다. 조금만 참으란다. 난 석갈비라는 맛난 음식 옆에서 닭가슴살 찢어 상추에 싸 먹었다.

이렇게 철저히 해도 몸무게가 잘 빠지지 않았다. 최혜미의 《서른다섯, 내 몸부터 챙깁시다》에 갱년기 비만에 관해 설명한다. "여자 몸은 여성 호르몬이 줄어들면서 체지방을 쌓기 시작합니다. 주로 복부 주위에 집중되지요. 갱년기 여성이 여성 호르몬이 왕성하던 시절과 똑같이 먹으면 찌고, 열심히 관리하면 겨우 유지하고, 죽어라 관리하고 운동해야 아주 조금 빠질까 말까 한다는 겁니다. 나이를 먹을수록 더 가차 없지요." 갱년기는 여성 호르몬이 줄어 체지방을 쌓기 시작한다는데 더군다나 나는 아이를 셋이나 낳은 사람 아닌가?

30대의 마녀 샘은 인바디를 재보고 지금 대회가 며칠 남았다고 아직도 살을 못 빼고 있냐고 닦달했다. 분명히 뭔가 먹었을 거라고 쉰 목소리로 땍땍거렸다. 식단은 정말 철저히 지켰다고 말해도 들은 척도 안 했다. 변명 금지. 유일하게 섭취 가능했던 탄수화물인 고구마 50g마저 식단에서 빼라고 했다. 그 말이 청천벽력처럼 들렸다. 나는 냉동 아보카도를 우걱우걱 먹으며 달달한 맛에 대한 아쉬움을 달랬다.

핵심정리 ─────────────────────────

1. 피트니스 대회에 관심 있는 분들에게 – 이것저것 생각하지 말고 그냥 하는 게 중요하다. 너무 생각이 많아지면 아무것도 할 수 없다. 그냥이 중요!

2. 지키려고 마음먹은 건 어떤 상황에서도 지켜보자. 자신의 의지력을 확인하다 보면 자신감이 생긴다.

나의 복근과 만나다

자신의 복근을 본 적이 있는가? 나는 봤다. 쉰 살에 처음으로. 11 자로 아주 예쁘게 있었다. 그리고 알았다. 복근은 생기는 게 아니라 보이는 거라는 걸. 복근 운동을 해서 복근이 생기는 게 아니라 살이 빠지면 보이는 거였다. 복근은 남녀노소 누구나 갖고 있다는 말이다. 훈련을 받을 때 의아하게 생각했던 게 있었다. 마녀 샘은 복근 운동을 전혀 시키지 않았다. 아이 셋을 낳고 20년이 지난 나의 뱃살 상태가 오죽했겠는가? 마녀 샘도 몸 상태를 보더니 이 정도인 줄 몰랐다고 깜짝 놀랐다. 인바디를 재보고, 보기보다 지방이 많다고 한숨을 쉬기도 했다.

복근 운동에 대해 궁금했지만, 질문을 하면 성질을 내니까 시키는 대로만 했다. 그렇게 꿈쩍도 안 하고 버티던 몸무게가 한 달쯤 지나니 10kg 정도 갑자기 쑥 빠졌다. 훈련도 훈련이지만 무탄수로 한 달을 버텼다. 밥알 한 톨, 고구마 한 조각도 입에 대지 않았다. 오직 닭가슴살과 채소, 아보카도만 먹었다. 누구나 다 이런 건 아니고 선수의 몸 상태, 나이, 운동 능력에 따라 트레이너의 처방이 다르다.

몸에서 지방을 거둬내고 뱃살이 빠지면서 복근이 자연스레 드러났다. 운동 초보자들이 이런 질문들을 흔히 한다. "복근 운동 열심히 하면 뱃살 뺄 수 있나요?", "하루에 윗몸일으키기 몇 개씩 해야 하나요?"

우선 살과 근육에 대한 인식을 다시 할 필요가 있다. 찐빵을 예로 들어보자. 살은 하얀 빵이고 속에 있는 팥은 근육이라 하면 상상이 갈까? 팥을 보려면 겉에 있는 빵을 뜯어내야 한다. 그 살을 그대로 두면 안에 있는 근육은 영영 볼 수 없다. 그래서 마녀 샘이 복근 운동을 따로 시키지 않은 거였구나. 하여튼 마녀 샘은 인내심과 참을성도 마녀같이 길러준다.

아이 셋을 키우다 보니 나에게 투자하는 것에 제일 인색했다. 옷 사는 거, 먹는 거, 몸 관리, 피부 관리뿐 아니라 뭘 배우는 것도 나 자신은 우선 순위에서 매번 밀렸다. 누가 너 하고 싶은 거 맘대로 해보라고 해도 사실 마음껏 누릴 만한 정신적 여유나 물리적 시간이 없기도 했다. 멀티가 안 되는 나는 한 가지 일이라도 제대로 하자 주의였다. 하나만 제대로 하기도 힘들 때가 많기 때문에 1순위는 늘 아이들이었다.

20년 전만 해도 PT라는 용어조차 낯설었다. 헬스클럽이라기보다 체육관이라고 많이 불렀다. 아저씨들이 러닝셔츠만 입고 운동하는 모습도 흔히 보여 가기가 꺼려지곤 했다. 너도, 나도 운동하자는 분위기가 아니어서 그런지 운동에 대한 절실함을 별로 느끼지 않았다. 그때 운동에 대한 인식이 있었으면 출렁이는 배를 방치하지는 않았을 텐데.

20대에도, 30대에도, 40대에도 보지 못했던 나의 복근을 50대에 만나 보다니 감개무량했지만 그것도 잠시였다. 배가 바람 빠진 풍선처럼 쭈글쭈글했다. 11자 복근 사이로 살들이 축축 처져 밑으로 흘러내렸다. 마녀 샘은 이제부터 복근 운동을 시작하면 훨씬 좋아질 거라고 했다. 아이 낳은 엄마들 대부분 당연히 이렇고, 무대에서는 탄 작업(Tan, 근육을 좀 더 선명히 보이기 위해 햇볕에 그을린 듯한 제품을 바르는 작업)을 하니까 잘 안 보인다고 했다. 그런 것 때문에 감점되어 순위에 지장 있는 건 한 번도 못 봤으니 걱정하지 말라고도 했다.

훈련 중에는 여전히 복근 운동을 하지 않았다. 개인적으로 따로 했다. 아침에 공복 운동할 때 복근 운동을 하기로 했다. 홈트 동영상 중 쉽게 따라 할 수 있는 것 위주로 했다. 땅끄부부, 주원홈트 영상을 많이 참고했다. 쉽고 기본에 충실한 동작들로 골라서 했다. 열흘쯤 지나니 확실히 효과가 있었다. 뱃살이 등가죽에 붙어 있을 정도로 살이 빠지니 복근 운동 직후에는 무늬 찍히듯 라인이 생겼다. 바른 자세에 신경 쓰고 천천히 윗배, 아랫배 자극을 느끼면서 종목당 15개씩 3세트를 했다. 복근 보는 재미에 한 시간 내내 복근 운동만 하기도 했다. 축축 처진 살은 탄력을 찾아갔다.

11자로 희미하게 보이던 복근은 가로 세로로 잔근육들이 뻗어나가면서 식스팩까지 선보였다. 내 복근은 꽤 예쁘게 생겼구나. 힘들지만 이 맛에 운동하는구나. 몸이 하나씩 변해가면서 나의 정신력도 한 뼘씩 깨어나고 있었다. 안 될 것 같은 일들이, 생각지도 못했던 일들이 몸으로 도전하면서 이루어지고 있었다. 책을 읽거나, 인생 멘토로부터 좋은 얘기를 듣고 깨달음을 얻는 것과는 다른 색다른 경험이었다. 인생에서 한 번쯤은 운동에 푹 빠져보는 걸 권한다. 몸에 유익한 건 물론이거니와 정신에 유익하다.

무엇인가 쫓기듯 몸을 돌볼 틈도 없이 바쁘게 사는 현대인들에게 갱년기 증상은 어쩌면 나를 위해 몸 좀 움직이라는 신호인지도 모른다. 내 몸을 돌보라는 강력한 메시지일지도 모른다. 처음에 움찔했지만 나는 그 메시지를 잘 해석해나간 듯하다. 강력한 운동으로 맞서고 있으니 말이다. 마음이 안정되어 잠가놓았던 노트북 파일도 하나씩 열면서 습작들을 읽어보았다. 인터넷으로 동화 관련 웹서핑도 했다. 때마침 한 출판사 홈페이지에서 우리나라 옛이야기의 대가인 서정오 선생님과 함께하는 옛이야기 교실이 열린다는 공고를 봤다.

나는 옛이야기를 좋아한다. 인간 세계의 원형이 살아있는 이야기가 참 재밌다. 세상은 휙휙 바뀌어도 인간의 모습, 본성은 예나 지금이나 똑같다. 우리 어머니의 어머니, 할머니의 할머니로 거슬러 올라가서 옛날 옛적 갓날 갓적의 이야기에도 요즘 세상과 똑같은 인간들을 보는 게 재밌다. 판타지 문학이 새로운 공상 세계의 이야기인 것 같지만 바탕은 신화, 전설과 같은 옛이야기다. 시청률 고공 행진을 하며 공유 앓이를 하게 했던 도깨비도 원형은 옛이야기가 기반이다. 끊임없이 새롭게 해석되고 재생산된다. 소재 발굴을 위해 작가들은 옛이야기를 공부한다.

옛이야기에 대해 밀도 있는 공부를 하고 책도 쓰고 싶었는데 눈이 번쩍 뜨였다. 그런데 뭐가 이리 까다로워? 자기소개서도 써야 하고 모집 요강 원서도 작성해야 하네. 조건이 한 번도 결석하지 말 것. 심사 후 발표는 개별연락이란다. 보름쯤 지났을 때 연락이 왔다. 편집자분이 3대 1의 경쟁률이었는데 축하한다고 열심히 하라고 격려한다.

신춘문예에 당선된 것도 아니고, 공모전에 붙은 것도 아닌데 뭐 ···. 어쨌든 기뻤다. 세상 밖으로 내가 좋아하는 걸로 다시 한 발짝 내딛게 되었다. 그동안 했던 동아리, 공부방, 기획팀의 일들을 모두 그만둔 후 골골거리다가 처음으로 용기 내 도전한 곳에서 새로운 글벗들과 공부하게 되어 좋았다. 몸과 마음이 같이 움직이는 날이 시작되었다. 복근은 나를 춤

추게 한다.

　내가 했던 효과적인 복근 운동 몇 가지를 소개한다. 혼자 운동할 때 솔직히 힘든 동작들은 하기 싫다. 내가 소화할 수 있는 쉽고 효과 좋은 동작을 좋아한다. 쉬운 동작이라도 근육에 집중하면서 천천히 하면 고난도 동작 못지않게 멋진 복근을 만들 수 있다. 10분이면 하루 치로는 충분할 듯. 복근 운동할 때 제일 중요한 건 허리가 뜨지 않도록 해야 한다.

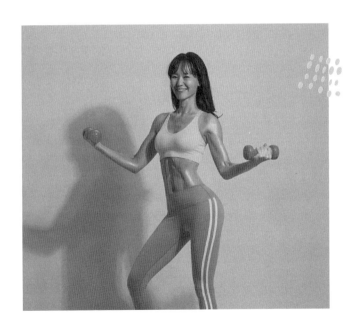

복부 힘을 기르는 기본 운동

크런치 Crunch : 상복근 운동

1) 바닥에 누워 무릎을 세우고 바닥과 발이 떨어지지 않게 한다.

2) 양손을 어깨 위 혹은 귀 쪽에 대고, 복부에 힘을 주면서 살짝 고개를 든다

3) 어깨가 바닥에서 떨어지도록 등을 구부리면서 상체를 들어 올려 상복부를 수축해준다. 이때 호흡을 짧게 내쉬며 복부를 더욱 수축한다.

4) 상복부 근육의 긴장을 느끼며 상체를 바닥으로 천천히 내려준다. 머리가 완전히 바닥에 닿지 않도록 한다.

레그 레이즈 Leg Raise : 하복근 운동

1) 매트에 누워 다리를 들어올린다.

2) 무릎을 살짝 구부려 골반을 가슴 쪽으로 말아올린다. 호흡은 '후' 하고 내쉰다.

3) 아랫배에 힘을 주고 저항을 느끼며 다리를 내려 원위치시킨다.

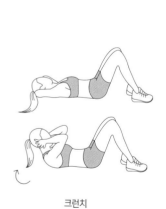

크런치

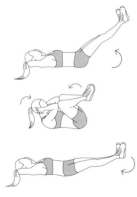

레그 레이즈

사이드 크런치 Side Crunch : **옆구리 운동**

1) 옆으로 누운 상태에서 다리를 구부리고 아래 팔을 앞으로 빼준다.
2) 위팔은 머리에 두거나 힘이 들면 옆구리에 손을 위치해도 된다.
3) 머리는 옆으로 구부리지 않도록 주의한다. 최대한 갈비뼈가 바닥에서 다 떨어지도록 올
라온다.
4) 힘을 주며 천천히 내려온다.

시티드 크런치 Seated Crunch : **복근 전체 운동**

1) 매트에 앉아 두 손을 힙에 위치시킨다.
2) 상체를 뒤쪽으로 기울이며 동시에 두 다리는 정면으로 펴고 들어야 한다.
3) 무릎을 강하게 당기면서 상체를 앞으로 올려주도록 한다. 알파벳 V자를 만든다.
4) 두 다리를 앞쪽으로 펴주는 동시에 상체는 뒤로 기울이며 다시 V자 만든 후 원위치한다.

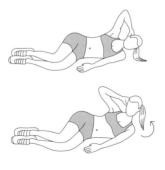

사이드 크런치

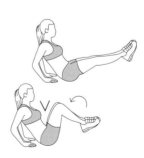

시티드 크런치

피트니스 모델이 되었다, 이 뭔 일?

변화를 향한 첫 단계는 인식이다. 두 번째는 인정이다. 심리학자 너새니얼 브랜든의 이 말은 구구절절하게 내 사연을 읊어가며 운동을 선택한 나의 상황을 한마디로 설명한다. 기지개 한 번, 계단 열 번 오르내리기부터 시작한 운동은 피트니스 대회까지 도전하는 과정으로 이어졌다. 마녀 샘의 더러운 성질을 참아내는 게 힘들기도 했지만, 허약한 50대 제자를 강하게 만드는 그녀만의 방법이었던 것 같다.

훈련은 반복의 반복을 거듭하는 거다. 똑같은 운동을 반복하는데도 이틀만 지나면 늘 버벅거렸다. 마녀 샘은 내 머릿속에 지우개가 있는 것 같다고 버럭했다. 바둑이 끝나면 복기를 하면서 수를 다시 읽듯, 운동을 마치면 내가 한 운동을 휴대폰에 메모해두었다. 주의해야 할 점, 근육 쓰는 포인트, 훈련할 때 혼났던 부분을 세세히 적었다. 개인 운동할 때 적은 걸 보고 복습하니 좀 더 확신에 찬 운동을 하게 됐다. 마녀 샘이랑 같이 운동할 때도 확실히 덜 혼났다. 머리가 안 되면 손, 발을 써서라도 몸에 새겨야 한다.

운동-집-글, 운동-집-글 뱅글뱅글 맴도는 생활이 이어졌다. 몸무게는 앞자리 수가 바뀌어 49kg이 되었다. 결혼 후 처음 찍어보는 몸무게였다. 남편은 소녀 몸매가 돼간다면서도 외려 괜찮냐고 걱정했다. 대학생 딸들의 옷이 쑥쑥 들어갔다. 그런데 날씬해도 즐겁지가 않았다. 한 달까지는 잘 버티던 정신력이 점점 바닥을 드러내기 시작했다. 대회 날이 다가오자 스트레스가 말할 수 없이 높아졌다. 변화된 몸을 즐기며 옷을 사러 갈 의욕조차 나지 않았다. 이 나이에 먹지도 못해, 사람도 못 만나, 낙이 없었다. 이 정도면 충분한데 굳이 무대를 올라가야 할까? 마음속 저편에 무대에 대한 두려움이 싹텄다. 한 번 이런 생각이 드니 점점 운동하기가 싫어졌다.

이럴 때 트레이너 샘한테 투정도 부리고 싶은데 마녀 샘은 얄짤 없었다. 허약해지는 멘탈도 관리해주는 코치가 있었으면 좋겠다고 생각했다. 운동선수들은 얼마나 힘들까. 뜻밖에 나의 슬럼프는 작가 L과 대화를 하다 풀렸다. 전주에서 열리는 대한민국 독서 대전에서 작가와의 만남 행사가 있었다. 같이 참여하는 L과 용산역에서 만나 함께 가기로 했다. 오랜만에 만난 L은 나를 보고 깜짝 놀랐다. "무슨 일 있었어? 살이 왜 이렇게 빠졌어?" 가는 동안 이런저런 얘기를 나눴다.

L은 소싯적 운동 마니아였다. 젊은 시절 회사만 끝나면 헬스장에서 두세 시간 동안 운동하는 게 낙이었단다. 친구들과 어울려 노는 게 좋은 시절에 자발적 운동과 글쓰기만으로 청춘을 보내다니. "보기와는 다르네."하고 웃었다. L은 투정할 여력이 있는 걸 보니 아직 멀었다고 따끔하게 한마디 했다. 한 동작이라도 제대로 하면서 그런 소리를 하냐고 고개를 흔들었다. 바른 자세를 하고, 근육이 제대로 쓰이는 포인트를 찾으며, 온몸의 기를 집중하면서 하냐고 물었다. 때로는 한 동작만 바로 하는 데 한 시간이 걸릴 때도 있다. 바쁘다고, 힘들다고 투정 부릴 틈이 어딨냐는 것이다.

L은 운동을 도 닦는 경지로 표현했다. 에구구 부끄러워. 운동 시작한 지 한 달 조금 넘은 햇병아리의 치기 어린 투정이 무색한 순간이었다. L은 목표를 정했으니 일단 거기까지 가고 나서 투정을 부리라고 했다. 꼭 해내길 바란다고도 했다. 이날이 없었으면 진짜 그만두었을지도 모른다. 한 달도 남지 않은 대회 기간 동안 흔들리지 말고 운동에 더 집중하자고 마음을 다잡았다.

그즈음 후배 H하고도 통화했다. H는 스포츠댄스 자격증을 딴다고 바빠 연락이 한참 뜸했다. 아마추어댄스 경연 대회에 나가 일등을 했단다. 비결을 물었다. 답은 간단했다. 피나는 연습. 레슨받는 댄스학원에서 집까지는 한 시간 거리다. 매일 새벽 6시, 밤 11시, 하루에 두 번 연습한다고 했다. 빈 연습장에서 마음껏 연습하려면 그 방법밖에 없단다. 새벽에 일어나 연습하고 집에 와서 아이 챙겨 학교 보내고, 출근하고, 저녁 때 들어와서 아이 챙기고 식구들이 잠드는 밤 10시에 나와 한 시간씩 몇 달을 하루도 빠지지 않고 연습했다는 거다.

입이 떡 벌어졌다. "깜깜한 밤에 연습장에 혼자 있으면 안 무서워?" 본질과 다른 엉뚱한 질문을 했다. 자신에게 집중하는 시간에 무서울 틈이 어디 있냐고, 후배 H도 작가 L과 비슷한 소리를 했다. "자신과의 싸움이야. 5분만 더 이불 속에 있고 싶은 유혹이 당연히 있지. 그래도 내가 좋아서 시작한 일이니까 잘하고 싶어. 하루라도 연습을 안 하면 스텝이 엉망이 돼. 언니도 이제껏 잘해왔으니까 끝까지 해봐." 전화기 너머로 파이팅을 외쳐주었다. 순간 멍했다. 나보다 한참 어린 후배인데 어떻게 인생을 잘 알지? 자신과의 싸움, 연습만이 살길이라는 단순한 진리들이 머릿속에 맴돌았다. 이제부터 정신력 싸움이다.

대회에 나간다는 것은 생각보다 많은 것들을 준비해야 했다. 근육을 선명하게 보이기 위해 일주일에 두세 번씩 태닝도 해야 하고, 의상도 콘셉트에 맞춰 구상해야 한다. 무대에서 나를 마음껏 표현하는 포징 연습도 해야 한다. 그것도 15cm 하이힐 위에서. 대회용 하이힐을 받고 깜짝 놀랐다. 나이 들면서 높은 신발 안 신은 지가 언제인데 나보고 이걸 신으라고? 신고 걷는 것도 문제인데 그 높은 곳에 올라가 근육을 쥐어짜며 포즈를 취하는 게 가능한 거야? 무대 위 짧은 1분 30초 안에 나를 표현하기 위해 해야 할 것들은 첩첩산중이었다.

마크 트웨인은 훈련이 전부라고 말했다. 내가 50 평생을 살아오면서 느낀 건 사람들이 사는 세상, 다른 사람들이 하는 일, 나라고 못 할 일이 없다는 거다. 시도도 안 하면서, 연습도 안 하면서 걱정이나 불만을 늘어놓는 사람들만 못할 일이 많다. 15cm 하이힐을 신고 올라서니 공기가 다른 것 같았다. 비틀비틀 발목이 꺾일 것만 같았다. 자칫하다 부상이라도 당하면 큰일이다. 모든 것에는 다 요령이 있다. 배에다 힘을 꽉 주고 허리를 펴고 곧은 자세로 걸으면 안정적으로 걸을 수 있다.

대회를 20일쯤 앞두고 포징 레슨이 시작되었다. 하! 운동보다 더 어려웠다. 무릎 더 펴고, 몸은 좀 더 앞으로, 엉덩이 빼고, 팔꿈치 앞으로…. 난리 났다. 하나 하면 하나 까먹고, 몸치라고 또 엄청나게 구박받았다. 처음부터 잘하는 사람이 어딨다고, 여튼 마녀 샘은 끝까지 나를 몰아친다. 후배 H처럼 새벽에 나가 30분, 밤에 센터 문 닫기 전 30분 동안 매일 포징 연습을 했다. 열흘쯤 지나니 이것도 점차 익숙해졌다. 아파트 단지 안 헬스장은 주로 어르신들이 많이 이용하는데 비쩍 마른 사람이 하이힐 신고 엉덩이를 씰룩거리며 연습을 하는 게 신기했나 보다. 동네에 내가 모델이라고 소문까지 났다.

훈련과 포즈 연습에 거의 올인하며 보내는 하루는 느린 것 같은데 시간은 획획 잘도 갔다. 대회가 일주일 앞으로 다가왔다. 극도의 긴장감이 온몸을 덮쳤다. 55일간 삼시 세끼 매일 잘 먹던 닭가슴살도 목구멍으로 안 넘어갔다. 꾸역꾸역 먹다 보니 소화도 안 되었다. 공부를 시작한 옛이야기 교실에서는 매주 작품을 써서 내야 했기에 원고에 대한 압박도 있었다.

대회 날 무슨 일이 생겨 피치 못하게 빠지면 좋겠다는 상상도 했다. 체육 시간에 비 왔으면 좋겠다는 심리였다. 남편이 힘들어하는 나를 격려했다. "시작했으면 뭐든지 결실을 봐야 클 수 있어. 본인이 선택했으면 죽이 되든 밥이 되든 끝까지 해보는 게 중요하잖아. 다 왔어. 일주일 잘 견디고 좀만 참아." 이제부터는 대회 날까지 버티기였다. 마무리를 잘하는 일이 시작하는 것보다 어렵다.

대회 전날 마녀 샘과 카톡을 주고 받았다. 훈련이 마지막이라 생각하니 시원섭섭했다. 보통 피트니스 대회는 최소 100일을 기본으로 훈련한다. 꼴랑 60일을 남겨놓고 시작한 훈련, 그것도 저질 체력의 50대 아줌마를 이렇게까지 몸 만들어 대회에 참가하게 했으니 마녀 샘이 참 힘들었겠다는 생각이 들었다. 마치 뒤늦게 철드는 아들처럼. 마녀 샘이 심술부리지 않았으면 아마 꾀가 나서 요런조런 핑계 대며 여기까지 못 왔을 거다. 한번 해병대는 영원한 해병대라며 전우애를 불태우는 심정을 조금 알 것 같다. 울컥했다. 서로 사랑한다는 메시지를 주고받으며 잠들었다.

드디어 대회 날. 비키니 선수 대회는 대회의 꽃이라고 늘 마지막 순서였다. 당일 아침에도 새벽에 동네 헬스장 가서 포징 연습을 했다. 헤어와 무대 메이크업도 받았다. 마녀 샘은 우아하면서 동안 느낌이 나도록 해달라는 어려운 주문을 했다. 화려하게 변신한 나의 모습에 나조차도 깜짝 놀랐다. 마녀 샘은 아무 생각하지 말고 막 해버리라고 했다. 한 해의 마지막 대회라 그런지 참가한 선수들이 엄청 많았다. 근육의 선명도를 위해 탄이라는 걸 몸에 발랐다. 마지막까지 근육 뿜뿜을 위해서 펌핑(체내의 혈액이 근육에 모여서 근육의 부피가 늘어나는 현상. 시합 때 트레이너가 보조해주고 몇 가지 동작을 하면서 일시적으로 근육을 올라오게 하는 운동)도 했다. 선수 한 명 한 명의 무대가 끝나고 내 순서가 다가올 때는 오금이 저릴 정도였다.

무대에 서니 열 걸음도 안 되는 거리가 부산쯤 되는 것처럼 멀어 보였다. 내 번호가 호명되고 떨리는 마음을 진정시키고 발걸음을 내디뎠다. 오지 말라고 했는데 남편과 딸은 제일 잘 보이는 중앙에 앉아 고래고래 소리 지르며 응원하고 있었다. 으 떨려. 좁아 보이던 무대가 태평양처럼 넓었다. 두 눈 질끈 감고 말 그대로 그냥 했다. 잘하지도 않고, 실수하지도 않고, 그냥 했다. 너무 떨려 무대를 즐기지는 못했던 거 같다. 끼를 발산하면서 나를 표현해야 하는 이런 무대가 낯설었다. 세상에서 제일 긴 1분 20초가 지나갔다. 60일간의 여정이 막을 내렸다. 무사히 끝냈다는 게 무엇보다 기뻤다. 대회가 끝난 날 제일 먼저 먹은 음식은? 목이 탔나 보다. 맥주를 벌컥벌컥 마셨다.

고3 때 말고 내가 언제 목표를 세워 이렇게 기를 쓰고 하루도 빠짐없이 연습해서 무언가에 도전해본 적이 있었나? 포기하지 않고 완주한 경험은 성공 여부와 관계없이 나에게 특별함을 안겨주었다. "나와의 싸움에서 이기는 것, 중요하다. 하지만 매번 내게 싸움을 걸 수 있는 용기, 그것이 더 중요하다." 필리핀의 영웅 권투선수 매니 파퀴아오의 명언이다. 운동을 통해 나 자신에게 도전할 용기를 얻었다. 나는 50세에 피트니스 모델이 되었다.

핵심 정리 ────────────────────────────────

1. 도전한 것에 대한 회의나 슬럼프가 왔을 때는 목표를 이루어낸 사람들의 조언을 받자. 진심 어린 한마디에 또 앞으로 나아갈 힘을 얻는다.

2. 목표를 잡았으면 죽이 되든 밥이 되든 끝까지 해보자. 목표 달성의 경험이 중요하다. 작은 성취들이 쌓이면 큰 힘을 발휘한다.

나는 어디를 가나 최고령 왕언니

"무언가 큰일을 성취하려면 나이를 먹어도 청년이 되어야 한다." 대문호 괴테의 말이다. 작가라는 직업에 나이를 들이댈 필요는 없지만 47세라는 적지 않은 나이에 이 길로 들어섰다. 막상 들어오니 험난하기 이를 데 없는 길이다. 무슨 공부를 이렇게 많이 해야 되는지 끝이 없다. 독방에 들어앉아 글만 주구장창 쓰는 게 작가의 일이라고 생각했다. 물론 글을 써야 작품이 나오는 건 맞지만 좋은 글을 쓰기 위해 해야 할 일들이 많다.

새내기 작가들에게 합평 모임은 기본이고, 읽어내야 하는 엄청난 양의 글들, 자료 찾기, 필사, 플롯 짜기 등 밑 작업이 끝도 없다. 세팅이 다 되면 글 쓰는 시간은 오히려 얼마 안 걸린다. 공부방 모임에 가면 다양한 연령대의 사람들을 만난다. 큰딸이랑 몇 살 차이 나지 않는 풋풋한 젊은 작가들부터 현역에서 은퇴하고 소싯적 문학도의 꿈을 다시 키우는 분들까지 다양하다. 젊은 작가들로부터 톡톡 튀는 감각을 자극받는 게 좋다. 어디서 이런 에너지를 받을 수 있겠나. 요즘 트렌드도 배우고, 서로 대화하며 새로운 영감을 얻는다.

70이 돼서 글 쓰고자 침침한 눈을 비벼가며 열정을 불태우는 분들은 어떻고? 나도 저렇게 나이 들고 싶다는 존경심이 든다. 더 열심히 즐겁게 살아내야겠다고 생각한다. 나이 먹었다고 주눅들 필요 없다. 배우고 일하는 데 나이 따지는 것처럼 한심한 시간 낭비가 어디 있을까? 아무리 나이 들어도 나에게 없지만 다른 사람이 갖고 있는 장점을 배우며 성장할 수 있다. 혹시 누가 아나? 나의 뒤늦은 열정도 누군가에게 병아리 눈물만큼이라도 좋은 영향을 줄 수 있을지? 그렇다면 정말 감사한 일이다.

피트니스 대회를 준비하며 운동할 때도 마찬가지였다. 40대는 간혹 있었지만 50대는 나 혼자였다. 출전 선수 중에서도 최고령 선수여서 주목받을 정도였다. 나는 운동을 통해서 아무리 나이가 들어도 새롭게 태어날 수 있다는 걸 깨달았다. 철학자 아이스킬로스는 나이를 먹었다 해도 뭐든 배울 수 있을 만큼 충분히 젊다고 했다. 중요한 것은 마흔 살인지, 쉰 살인지가 아니다.

어떤 나이, 어떤 일을 하든지 나를 세심히 살피고, 최선을 다해 능력을 발휘할 수 있도록 노력하는 게 중요하다. 목표를 정하고 힘을 쏟을 수 있다면 아직은 내가 젊다는 증거다. 나이와 상관없이. 피트니스 대회를 준비하면서 어제의 내가 지닌 부족한 점을 넘어서려고 노력했다. 매일 나와 싸우고 나를 이겨내는 일의 연속이었다. 세월의 나이와 다르게 나의 몸과 마음은 뭔가를 배울수록 점점 젊어지고 있었다.

작가가 된다고 한밤중에 부엌 식탁 한 귀퉁이에서 부스럭거리며 끄적대는 걸 식구들은 긴가민가 하면서 지켜보았다. 육아 이외에 뭔가를 이렇게 열심히 한 걸 본 적이 없었으니 그럴 만도 하다. 책이 한 권, 두 권 나오자 가족들은 든든한 지원군으로 바뀌었다. 나를 믿어주고 지지해주는 힘을 받는다는 건 축복이다. 내가 가진 힘 이상의 것을 발휘할 수 있다.

피트니스 대회에 나간다고 했을 때 큰딸은 힘들어서 안 된다고 처음에는 극구 말렸다. 큰딸도 대학생 사춘기를 겪었다. 극복 방법으로 운동을 선택했다. 대학생 피트니스대회에서 그랑프리까지 탔다. 그때 힘든 경험이 떠오르니 50인 엄마가 하기에 무리이지 않을까 싶어 반대한 거다. 한 달쯤 지나 앙상하게 마른 몸 위로 올록볼록 근육이 붙은 몸으로 변한 엄마를 보고 못 말린다며 고개를 절레절레 흔들었다. 그러다 곧 엄마의 노력을 인정했다. 나이 들어도 엄마처럼 젊게 살고 싶다며 열렬하게 응원해줬다.

　일찌감치 자신의 꿈을 찾아 해외에서 공부하는 둘째 딸은 내 생일에 축하한다는 메시지를 자신의 SNS에 올렸다. 미래의 디자이너답게 엄마의 바디 프로필 사진에다 50세 생일을 축하한다고, 굳이 나이까지 밝히며 멋들어지게 꾸며놨다. 다음날 학교에 가니 난리가 났었다고 한다. 진짜 엄마 맞니? 언니 아니니? 엄마 나이가 진짜 50세니? 너희 엄마 한국에서 모델이니? 그 사진을 심지어 교수한테까지 보여주고 믿을 수 있냐고 한바탕 야단법석이었단다. 추운 지역에서 사는 그들은 40세만 되면 몸에 보호시스템이 작동해서 그런지, 먹는 것 때문인지 허리와 하체가 두툼하다. 사진 속 가녀린 50대 아줌마가 신기했던 것 같다. 둘째는 항상 엄마가 자신의 롤모델이라고 치켜세운다.

　인생의 변곡점이 된 작가를 시작할 때도, 피트니스 대회에 나가자고 마음먹기까지지도 많이 망설였다. 처음 시작은 언제나 두렵고 망설여지기 마련이다. 식구들은 설마 진짜 하려고 그러나 의구심을 품었다. 물론 나이 때문인 것도 있었다. 뭔가 할까 말까 망설일 때 내가 늘 하는 말은 '일단 그냥 해보자'이다. 새롭게 시도하지 않았다면 뱃살을 출렁이며 우울하다고 무기력에 찌들어 사는 50대를 보냈을 거다.

　최고령 왕언니는 생각보다 괜찮다. 어딜 가나 부담감보다는 편안함을 준다. 잘하고 못하고 경쟁심을 품지 않는다. 1등 하라고 등 떠밀지 않는다. 여기까지 온 게 대단하다는 분위기다. 이렇게 접고 들어가는 부분이 있으니 하고 싶은 게 있으면 나이 따위 걱정하지 말고 편안하게 시작해보자. 늦게 시작했다고 조급할 필요 없다. 내가 목표한 대로 차근차근 가기만 하면 된다. 100세 시대에 50은 겨우 반 살아온 거 아닌가? 늦은 나이도 아니다.

최고령 왕언니로 도전하면 또 하나 좋은 게 있다. 밑져봤자 본전이라는 말을 보기 좋게 바꿀 수 있다. 1등을 하지 않아도, 공모전에서 떨어져도, 시험을 못 봤다고 본전만 남는가? 준비하면서 실력이 쌓이고 내공이 커진다. 내가 피트니스 대회에서 1등을 못 했다고 본전인가? 운동하고, 정신력을 키우면서 나는 갱년기에서 스스로 벗어났다. 내 몸은 20대에도 가져보지 못한 탄탄한 근육질의 몸으로 탈바꿈했다. 나를 소중히 생각할 줄도 알게 되었다. 밑져봤자 본전이 아니라 오히려 목표를 이루기 위한 과정에서 엄청난 이익을 얻었다.

작가들은 공모전에 도전을 많이 한다. 수상과 동시에 등단이라는 걸 공식적으로 인정받고, 상금도 많고, 책도 출간할 수 있는 좋은 기회이기 때문이다. 당연히 경쟁이 치열하다. 수백 편의 원고 중에 한편이 뽑히는 건 낙타가 바늘구멍에 들어가기만큼 어렵다. 수도 없이 떨어지고, 낙심하는 과정의 반복이다. 그 과정이 쓸데없는 건가? 아니다. 너무 소중하다. 3년 정도 포기하지 않고 도전하는 사람들이 당선된다. 많이 떨어져 본 사람이 결국 해내는 것이다. 1만 시간의 법칙이 작용한 건지도 모른다. 밑져봤자 본전이 아니라 밑질 일이 없다.

동화책을 읽다 보면 좋아하는 작가가 생기게 마련이다. 역사 동화를 재밌게 읽다 보니 문영숙 작가의 작품이 좋았다. 역사 동화 작가, 코리안 디아스포라 작가라는 타이틀이 붙을 만큼 자신만의 작품세계가 확고하다. 치밀한 고증과 생생한 인물이 살아 숨 쉬는 역사 동화를 읽다 보면 푹 빠져든다. 그녀가 동화가 아닌 에세이를 냈다.《늦게 핀 꽃이 더 아름답다》라는 자전적 에세이였다.

작가로서 승승장구하며 화려해만 보이는 그녀의 인생 뒷면이 놀라웠다. 가난으로 학업 중단, 치매 걸린 시어머니의 오랜 병간호, 아내를 집에 가두다시피 꼼짝 못 하게 하는 남편과의 갈등으로 삶이 찌들어 있었다. 순차적으로 진행되는 여느 인생 에세이와는 달리 '후반전, 도전의 시작'으로 작가가 되는 과정부터 써나간 건 인생의 아픈 부분을 뒤에 놓고 싶었던 것 같다. 외출을 허락하지 않는 남편이기에 시장 가는 척 하고 장바구니를 들고 나가 작가 수업을 받던 당시 그녀의 나이는 40대 후반이었다.

그녀 역시 어디를 가나 최고령 왕언니였지만 배움의 기쁨에 나이 따위는 중요하지 않았다. 50세가 넘어 공모전에 당선됐을 때 들었던 심사평을 사랑하며 자긍심을 느낀다고 했다. "쉰이 넘어 멋진 장편으로 등단한 수상 작가에게 큰 박수를 보내며 후배들이나 늦깎이 예비 작가들에게 귀감이 되리라 믿어 의심치 않는다." 쉰이 넘은 나에게도 큰 힘이 된다.

기시미 이치로는 《마흔에게》에서 나이 드는 것에 대한 기쁨을 이야기했다. "나이를 먹고, 지금까지의 인생에서 경험한 것을 전부 살려서 하나로 통일할 수 있다면 더할 나위 없이 기쁠 것이다. 여태까지의 경험을 토대로 점점 더 성장할 수 있기 때문이다."

어디를 가나 최고령이면 어떤 식으로든 많은 경험을 했다는 무기가 있다. 어디든 한 치만 발을 디뎌도 또 한 번의 멋진 인생으로 나아갈 수 있다. 밑져봤자 이익이다. 최고령 왕언니가 되는 것을 기꺼이 사랑한다.

핵심 정리

1. 나이 때문에 망설여진다면 내가 살아온 경험을 사랑하자. 하루라도 더 산 경험은 나의 내공이고 콘텐츠다. 이치로의 말처럼 전부 살려서 하나로 통일하면 '성장하는 최고령'이 될 것이다.

2. 도전은 밑져봤자 본전이 아니라 밑져봤자 이익이다. 도전을 준비하는 과정에서 나의 실력이 쌓인다.

오! 미라클, 다음 포털 메인 장식이라니

피트니스 대회를 준비하면서 SNS 계정을 만들었다. 똑같지만 매일 먹는 식단을 찍고 운동 과정을 하루도 빠짐없이 올렸다. 감정 상태도 적었다. 추억은 기록으로 남는다. 다른 사람들이 운동하는 사진들을 보면서 동기 부여를 받기도 했다. 몇 개 방송국으로부터 방송 출연 요청을 받았다. SNS의 사진들을 보고 연락을 해온 것이다. 소셜미디어의 위력을 실감했다. 콘셉트는 동안 주부였다. 운동하고 도전하는 모습이 아름답다고, 건강하게 사는 50대 주부로 모시고 싶다는 취지였다.

대회가 딱 일주일 남아 극도로 예민해져 있었다. 말수도 줄어들고, 하루하루 버티자는 마음으로 힘겨운 시간을 보내고 있을 때였다. 신경을 다른 데 분산시키고 싶지 않았다. 더군다나 내가 생각하는 '동

안'은 마음에서 우러나오는 부분이 큰데 TV에서는 아무래도 겉모습만
으로 평가하니 더 망설여졌다. 많이 부담스러웠다. 방송국 두 곳의 제
안을 고사했다.

　A 방송국의 작가분은 물러서지 않았다. 나를 계속 설득했다. 방
송에서 무턱대고 겉모습만 찍는 게 아니다. 출연자와 충분한 대화와 상
의를 하고 콘셉트를 잡는다. 50세에 방송 출연이라는 또 하나의 추억
을 만들면 좋지 않느냐. 아이 셋을 키우면서 내 꿈을 잃지 않은 것. 늦
은 나이지만 도전하는 정신. 운동으로 갱년기를 극복하고 제2의 인생
을 맞이하는 자세를 충실히 반영하겠다며 조곤조곤 말씀을 어찌나 잘
하시는지. 결국 방송 출연을 결정했다. 큰딸이 찬조 출연을 해준 덕에
즐겁게 찍었다. 엄마 일이라면 발 벗고 나서주는 딸들이 있어 든든했
다. 집에서 촬영하는 분량 때문에 잔뜩 걱정하던 나를 대신해, 남편은
한바탕 대청소를 했다. (남편, 사랑한다.)

　방송 출연을 하자니 특히 옷이 문제였다. 기존에 입던 옷들이 너
무 커져서 입을 게 없었다. 레깅스만 입고 운동하느라 옷 살 생각도 못
했다. 아울렛 몰에 가서 이것저것 입어보는데 이게 웬일인가? 아무리
사이즈가 작은 옷을 입어도 다 헐렁헐렁 컸다. 44사이즈도 크다니, 직
원들이 놀랐다. 대회 일주일 전이라 수분까지 조절하느라 제일 말랐을
때였다.

맞는 옷을 어디서 사나 고민했다. 마침 지방 강연이 있어 돌아올 때 고속버스터미널에서 내렸다. 지하상가에는 옷가게가 엄청 많았다. 단백질 100g만의 힘으로 쥐어짜며 강연을 하고 오느라 쓰러지기 일보 직전이었다. 쇼핑할 기운이 없었다. 마네킹에 코디해놓은 손바닥만 한 옷을 그냥 달라고 했다. 치마바지와 니트의 가격이 총 이만 원이었다. 가격도 저렴하고 유행하는 옷이라 촌스럽지 않았다. 아무리 말랐다 해도 저 옷이 들어갈까 싶었는데 넉넉히 잘 맞았다. 한 벌에 이만 원짜리 옷이 아주 훌륭했다. (역시 몸이 패션의 완성이야.)

20분 정도의 분량을 찍는 데 오전 11시부터 오후 10시까지 소요되었다. 카페, 옷가게, 헬스장 오가며 찍으니 이동 시간도 꽤 걸렸다. 집에서도 많이 찍었는데 대본 없이 즉석에서 상황에 맞춰 외워야 했고, 약간의 연기도 곁들여야 했다. 보통 일이 아니었다. 무대에서 경기를 치르건, 한편의 프로그램을 만들어 방영하건 말끔한 결과를 위해 보이지 않는 곳에서 해야 할 일은 정말 많다.

50세에 또 하나의 추억이 만들어졌다. 운동을 시작했을 뿐인데, 참으로 다양한 일들이 생겼다. 50대가 내 인생의 황금기 같았다. 방송 이후 여기저기 지인들로부터 연락이 왔다. 한결같이 언제 그렇게 운동했냐고 물어왔다. 30대, 40대에도 못 들어본 '동안'이라는 소리를 50대에 제일 많이 듣게 되었다. 운동을 통해 몸이 변한 뒤 마음도 함께 젊어

졌기 때문일 거다. 운동의 장점은 아무리 강조해도 지나침이 없다.

방송보다 위력이 더 컸던 건 인터넷 포털 사이트다. 공부방 모임이 있어 지하철을 타고 가는데 친구가 사진 하나를 캡처해서 보내줬다. 포털 사이트 다음 메인에 내 사진이 올라왔다는 거였다. 그 이후로 몇명이 더 사진을 보내왔다. 방송에 나온 동안 주부 사진이 일주일 내내 포털 사이트 메인에 걸려 있었다. 인터넷만 접속하면 내 사진이 대문짝만하게 보이니 진짜 부담스러웠다. 주간 베스트 4위까지 올라 매일 걸려 있었다.

내 사진이 포털 사이트 메인에 올라 있다고 해서 특별히 얻는 건 아무것도 없었다. 아니 하나 있었다. 악플. 우려했던 대로 한 사람의 내면이 보여지지 않고, 사진 몇 장으로만 동안 주부라고 걸려 있다 보니 주름 하나 없이 완벽하게 어려보이는 주부를 기대했나 보다. 아주 세세한 부분까지 무차별 테러당하듯 내 외모가 악플들에 의해 조각났다. 눈가에 주름이 자글자글하네, 손과 발은 속일 수가 없네. 자기네 친정 엄마 60인데 우리 엄마가 더 젊어 보이네. 이런 건 약과였다. 수십만이 조회하면서 주렁주렁 남긴 수백 개의 악플. 차마 입에 올리기도 뭣한 언어들이라 정신 건강을 위해 나중에는 댓글을 아예 안 봤다. 다들 모아놓고 고소라도 하고 싶은 심정이 들었다. 연예인들이 악플 때문에 마음고생 하는 게 이해가 갔다. 당하지 않으면 모른다.

나이보다 젊어 보인다는 말을 듣고 싶은 건 많은 여성들의 희망 사항 중 하나다. 외모 지상주의가 판치는 세상에 여성의 아름다움은 젊음과 동일시될 때가 많다. 노화는 자연스러운 현상이다. 성형수술로, 시술로 주름을 억지로 땡겨봤자 젊어 보이기는커녕 어딘가 어색하고 균형이 깨진 것처럼 느껴진다. 지나치게 젊어 보이는 일에 집착하면 행복하지 않다. 그렇다고 나이 탓만 하며 움츠러드는 것도 바람직하지 않다.

동안으로 보이기 위해 겉모습에 손대는 것보다 속부터 손보는 게 먼저다. 젊어 보이려 노력하지 말고 젊게 살려고 노력하는 게 동안의 비결 아닐까? 매사에 열정을 쏟고 자기 계발을 열심히 하는 사람일수록 내면에서 뿜어져 나오는 아우라가 외모를 압도한다. 타인의 평가와 그릇된 시선에 맞출 필요 없다. 지금의 나를 당당하게 인정하자. 아무리 잘 차려입고, 짙은 화장을 하고, 주사를 맞아가며 주름을 펴고 다녀도 내면에서 우러나는 아름다움이 없다면 껍데기만 남을 뿐이다. 좋아하는 일을 하면서 성장하는 자에게서 나오는 숨길 수 없는 여유와 긍정 에너지가 동안을 만들어준다.

인생의 반환점을 도는 50대에 젊음을 유지하기 위해 무조건 해야 할 것은 운동이다. 구부정한 어깨, 불룩 나온 배, 처진 팔뚝들은 우리를 더 늙어 보이게 한다. 나는 늘 피곤하다면서 늙기도 서러운데 몸까지 엉망이라며 우울해했다. 절대 늙어서 피곤한 게 아니다. 일상생활을 할 때 몸을 덜 움직이고 덜 걷기 때문이었다. 운동은 우리를 배신하지 않는다. 운동하면 혈액 순환이 개선되고 엔돌핀이 분비된다. 스트레스 해소에도 도움이 되고 행복감이 증대된다. 이 정도만 해도 운동은 충분히 도전할 만한 가치가 있다.

자신에 대해 당당하자. 내가 생각하는 50대 동안은 따뜻함과 부드러움, 긍정적 태도이다. 아이 셋 키우고 살아온 세월에 대한 당당함이다. 눈가 주름과 거칠어진 손을 부끄러워하지 않는다. 내가 열심히 살아왔다는 증거다. 왜 증거를 없애려고 하나? 내면에서 우러나는 자신감과 건강한 육체가 어우러지면 누구나 동안이다.

핵심 정리

1. 동안이 되는 방법은 간단하다. 젊어 보이려 하지 말고 젊게 살자. 자신이 좋아하는 일에 열정을 쏟으면 내면에서 우러나오는 자신감이 외모를 압도한다.

2. 겉과 속을 동시에 가꾸자. 운동으로 체력을 키우고, 살도 빼자. 노력으로 달라진 몸을 가진 사람은 자기 확신이 높아지면서 진정한 젊음을 얻을 수 있다.

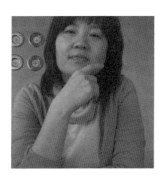
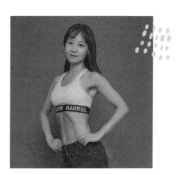

3부

50, 몸 만들기 프로젝트

운동 편

음식 편

수면 편

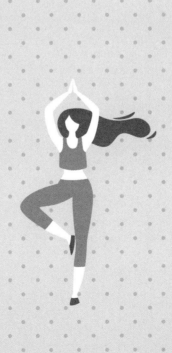

2편 운동

50세, 아무리 덤덤히 맞으려 해도 그냥 지나치기 어려운 나이다. 4050으로 붙기도 5060으로 붙기도 뭔가 딱 떨어지지 않는다. 똑 떨어져 혼자 40과 60의 중간에 있어야 어울린다. 인생의 한 장을 마무리하고 새로운 장을 시작하는 다리 역할을 하는 나이다. 새롭게 펼쳐지는 인생 2장이라고 무언가 새롭게 도전하기도 만만치 않다. 노화가 시작되고, 자식들의 독립, 부부 문제, 내 몸의 변화 등 여전히 고민하고 해결해야 할 문제들이 쌓여 있다. 시간적 여유를 바라며 50을 기다린 나 역시 갱년기라는 복병을 만나 방황했다.

한의사 박혜미의 《서른다섯, 내 몸부터 챙깁시다》에 이런 구절이 나온다. "50대 갱년기는 피해야만 하는 걸까요? 50대 갱년기는 괴롭지만, 갱년기가 없다면 만년에 여성 암에 노출되기 쉽습니다."

갱년기가 암을 막아주는 역할도 하다니. 누구나 겪는 일은 겪고 지나가는 게 좋은가 보다. 피할 수 없다면 잘 겪어야 하는 숙제가 남는다. 몸을 확 바꿔보자. 체력이 바탕이 돼야 무엇이든 할 수 있다는 건 한 번 더 하면 백만 번쯤 듣는 얘기다. 그러나 어쩌랴. 그만큼 중요하단 소리니. 운동으로 체력을 키우며 나이를 멋지게 먹는 행복한 여행을 시작해보자.

남녀 불문하고 몸짱을 한 번쯤 꿈꾼다. 몸짱 하면 보통 어떤 그림이 떠오르는가? 11자 복근, 허리까지 휙 올라붙은 애플 힙, 어깨에서 팔까지 이어진 올록볼록한 근육, 기립근이 골짜기처럼 쫙 갈라진 등까지 기, 승, 전, 근육으로 다져진 탄탄한 몸을 떠올린다. 진정한 몸짱은 근육맨이 아니라 몸이 건강한 사람이다. 무조건 살을 빼고 무리한 근력 운동에 급급해하는 건 금물이다. 왜 운동을 하는지, 왜 살을 빼야 하는지 근본적인 질문을 던져 보는 게 좋다. 한 껍질씩 벗기다 보면 건강이라는 두 글자가 남는다.

나이가 들면서 대부분 여성은 살이 쉽게 찌는 반면 빼는 건 어렵다고 느낀다. 반은 맞고 반은 틀리다. 갱년기나 완경기를 맞은 여성은 여성 호르몬인 에스트로겐의 분비가 감소한다. 이 호르몬은 우리 몸 속의 지방을 태우는 일을 한다. 이 호르몬이 감소하니 한번 살이 찌기 시작하면 비만 체질로 굳어지기 쉽다. 그러나 안도하시라. 완경기에 갱년기를 거친 아이 셋 낳은 저질 체력의 50대 아줌마도 몸짱이 되었다. 노력하면 누구나 할 수 있다.

처음부터 헬스장 가서 익숙하지 않은 머신에서 낑낑거리는 것보다 생활 속의 움직임을 많이 하는 게 좋다. 나이가 들면 기본 나잇살이라는 게 생긴다고들 한다. 정말 그럴까? 하루를 가만히 들여다보면 불규칙한 식습관을 하고, 신체 활동량이 적은 경우가 많다. 걷는 시간보다 차를 타거나 운전을 하는 시간이 길다. 몸에 좋다는 음식도 챙겨 먹으면서 몸에 안 좋은 다디단 디저트도 같이 먹는다. 많이 먹는다는 소리다. 직장인이나 가정주부나 나름의 과중한 임무에 시달리며 스트레스를 폭식하는 걸로 해소하기도 한다. 차곡차곡 살들이 쌓인다. 비만 체질이 그대로 비만으로 이어진다.

생활 속에서 몸짱이 되기 위해 지키려고 노력해야 할 것은 평범한 것들이다. 지하철역에서 계단을 이용한다. 달콤한 음료수는 마시지 않는다. 물을 자주 마신다. 식사할 때는 채소를 꼭 먹는다. 많이 먹은 다음날은 식사량을 줄이고 몸을 더 움직인다. 이런 정도.

운동으로만 몸을 움직이려면 한계가 있다. 운동을 직업으로 하는 사람이나, 대회 준비를 하는 사람이 아니라면 바쁜 일상에 매일 2~3시간씩 운동하기가 어렵다. 틈틈이 생활 속 움직임을 많이 해 근육을 찌워야 한다. 운동하면서 생긴 좋은 습관이 있다. 지하철 환승역의 높다란 계단을 보면 이렇게 좋은 운동기구가 있다니 고마워하며 기꺼이 올라간다.

좋아하는 운동 하나를 정해서 꾸준히 하면 좋다. 운동하기로 했으면 그냥 바로 하자. 운동복을 사고, 장비를 갖추고 뜸 들일 필요가 없다. 초보자가 이것저것 다 갖추고 하는 것만큼 우스운 것도 없다. 시작이 중요하다. 시작하고 운동이 몸에 습관처럼 배면 운동복도 눈에 들어오고, 신발도 신고 싶은 게 생긴다. 내가 하는 운동에 사치를 부려도 될 때가 온다.

운동할 때 배에 힘 꽉, 가슴 앞으로 쭉, 엉덩이 빵빵. 턱은 두 턱을 만들듯이 끌어당기는 것이 기본이다. 이 동작은 운동할 때뿐 아니라 평소에도 하면 좋다. 근육들이 쓰일 준비를 하는 움직임이다. 운동 초보자들은 배에 힘주라고 하면 숨을 참고 쑥 집어넣는 경우가 많다. 나도 그랬다. 복부에 힘이 없어서 그런 거다. 이럴 때 쉽게 힘을 줄 방법이 있다. 항문을 오므리고 힘을 팍 주는 거다. 항문에 힘 한번 꽉 주면 동시에 엉덩이 근육에 힘이 들어가면서 위로 올라붙는다. 연쇄적으로 아랫배에 힘이 들어가고 허리가 쭉 펴진다. (지금 벌써 힘을 주고 계시는군요. 잘하셨어요. 짝짝짝.)

이렇게 생활 속 움직임을 많이 하고, 바른 자세를 유지하는 것들은 몸짱이 되기 위해 먼저 해야 할 것이다. 좋은 자세가 주는 매력은 나이를 뛰어넘는다. 몸을 위한 움직임 속에 변해가는 나를 느껴보자. 나이를 먹는다는 것은 우리 몸의 변화, 나 자신의 변화를 알아채고 지혜롭게 다뤄주는 거다. 세상에 저절로 되는 건 하나도 없다.

운동은 남은 일생동안 내가 쓸 체력을 저축한다 생각하고 벽돌 쌓아 올리듯 차근차근 하나씩 올려야 한다. 요란하지 않아도 된다. 움직임을 많이 하며 나만의 노하우를 만들어나가자. 괜찮은 인생 전환을 맞이할 수 있다. 체력을 갖춘 완경기의 여성들은 오히려 인생의 절정을 경험할 수 있다. 여성에게 매우 활발하고 지적인 시간이 일어난다.

운동을 통해 또 하나 배울 수 있는 건 몸이 누구에게나 평등하다는 것이다. 몸은 이제껏 살아온 솔직한 나의 모습이다. 몸 앞에서는 권력, 돈, 명예 다 소용없다. 오직 나의 노력과 인내만 필요할 뿐이다. 돈이 아무리 많아도 내가 움직이지 않으면 몸이 변하지 않는다. 명예가 몸을 만들어주지 않는다. 누가 대신 움직여줄 수 없다. 팔 하나를 올려도 내 의지로 들어올려야 한다. 맞서서 감당해야 하는 것은 나 자신뿐이다. 땀 흘리며 혼자 힘으로 하나씩 한계를 돌파해나가는 동안 나에 대한 믿음이 커진다. 자존감이 한 뼘씩 자라난다.

피트니스 대회 전날 마녀 샘과 운동에 대한 얘기를 나눴다. 평소 쎄하기 이를 데 없던 마녀 샘과 대회 전날이라 표정을 좀 풀고 얘기했다. "몸은 누구에게나 평등한 거네요. 몸 앞에서 가진 자, 못 가진 자, 배운 자, 못 배운 자, 있는 자, 없는 자를 따지는 게 아무 소용이 없어요. 그저 연습과 노력의 결과만 비쳐지네요." 내가 솔직한 심정을 말했다. "어머, 정말 멋진 말이에요. 온몸에 소름이 다 끼치네. 저는 운동 시작할 때 무일푼이었거든요. 이 악물고 도전하고 연습해서 여기까지 왔어요. 이 센터, 제자들 다 제가 일구어낸 거예요. 그 누구의 도움도 받지 않고요. 운동으로 승부하는 거 아니었으면 아직도 빌빌대고 살았을 거예요." 마녀 샘은 그즈음 국내 무대는 다 제패하고 세계 무대에 도전해 프로 카드를 따냈다.

김혜영 의사는《하고 싶다 다이어트》에서 중년 여성이 운동해야 하는 이유를 설명했다. "완경이 가까워질수록 여성 호르몬의 수치가 감소하면서 살찌는 부위도 달라집니다. 이전에는 허벅지와 엉덩이에 주로 지방이 쌓였다면 완경이 가까워질수록 복부에 지방이 쌓여 복부 비만이 심해지고 다리는 날씬해지는 중심형 비만 체형으로 바뀌게 됩니다. 30대 중반이 지나면 근육이 점점 줄어드는 근감소증이 나타나기 시작합니다. 40대 이후로는 근육 감소량이 약 1~2% 늘어나기 때문에 미리 대비해야 합니다. 30대 중반 이상의 여성이 다이어트에 성공하려면 단순히 식단 관리만 해서는 안 되고 건강을 위해 근력운동을 꼭 병행해야 합니다. 충분한 근력은 근육에서 에너지를 만들고 에너지를 운반하고 저장하는 능력을 향상시킵니다."

50이 되어 첫 번째로 해야 할 것은 거두절미 운동이다. 운동은 늦은 때가 없다. 어느 나이에 해도 오케이다. 쉰 살의 세 아이 엄마도 몸이 변함으로 긍정적 에너지를 얻고 제2의 인생을 제법 신나게 펼치고 있다. 나도 이 아줌마처럼 운동 한번 해볼까 하는 마음이 든다면 인생 대전환기에 반은 성공한 거나 다름없다. 괴테는 '실행이 마술'이라 했다. 마술을 부려보자.

핵심정리 ────────────────────────────

1. 50세 인생 전환기를 멋지게 보내는 최선의 방법은 좋아하는 운동을 하는 것. 그게 첫 번째다.

2. 진정한 몸짱은 근육맨이 아니라 몸이 건강한 사람이다.

3. 평상시에도 항문에 힘주는 동작을 일상이 되게 습관을 들인다. 엉덩이 근육이 올라가고, 아랫배에 힘이 들어가고 허리가 쭉 펴진다.

4. 운동은 남은 일생 내가 쓸 체력을 저축한다 생각하고 차근차근히 한다.

5. 몸은 누구에게나 평등하다. 몸은 내가 노력 하는 대로 만들어진다.

쉬운 것부터 시작하자

운동을 처음 시도했을 때 목표를 쉬운 걸로 잡아 성취감을 높이는 걸 권한다. 혜민 스님은 《멈추면 비로소 보이는 것들》에서 생각은 크게 하고 실천은 작은 것부터 하라고 했다. 내가 처음 운동할 때 하루에 스쿼트 1개 하기로 목표를 잡은 건 꽤나 효과적인 전략이었다.

스쿼트는 자타 공인 대표적인 하체 운동이다. 힙에 구태여 힘을 주지 않아도 저절로 허벅지와 힙에 힘이 잔뜩 들어간다. 하루에 한 개, 일주일이면 일곱 개다. 한 번에 일곱 개보다 일주일에 일곱 개가 낫다. 매일 움직이는 게 중요하다. 아무 도구도 기술도 필요 없다. 우리의 몸만 있으면 된다.

유지어터인 지금도 내가 즐기는 운동은 스쿼트다. 힘들게 만든

애플 힙을 물렁하고 펑퍼짐하게 쳐진 엉덩이로 되돌리기 싫어서 아무리 바빠도 스쿼트는 한다. 원고 마감이 있거나 작품 쓸 때는 운동을 못한다. 할 시간도 없지만, 시간을 다른 데 쏟으며 신경을 분산시키면 글쓰는 데 지장이 있기 때문이다. 운동의 맛을 알게 된 이상 이유가 어떻든 하루라도 운동을 빼먹으면 찜찜하고, 죄책감 같은 게 느껴진다.

이럴 때 틈새 운동을 한다. 최소한의 목표를 잡고 해냈다는 최대치의 뿌듯함 느끼기. 하루에 스쿼트 200개 하기다. 15분 정도의 짬만 내면 된다. 덕분에 한 달 이상을 10시간 정도 꼬박 앉아서 움직임 없이 글을 써도 내 힙은 돌덩이같이 끄떡없다. (이러다 킴 카다시안 엉덩이랑 맞먹을라.)

꾸준한 반복으로 몸이 기억할 때까지 익숙해지면 조금씩 운동량을 늘려간다. 체력이 받침 되면 몸이라는 놈은 신기하다. 힘들어도 조금 더 강도 높은 도전을 원한다. 인간은 지루한 걸 못 견디는 동물인 건 확실하다. 매번 이길 수 있다고 초보 바둑 입문자랑 바둑을 두며 승리의 기쁨을 누리는 고수는 없다. 꾸준히 하면 스쿼트 1개는 10개, 20개, 200개까지 하지 말라고 해도 하게 돼 있다. 200개도 싱거워지면 아마 다음엔 힙업 밴드를 끼고 도전할 것이다.

꾸준함을 습관으로 만드는 게 중요하다. 제임스 클리어의 《아주 작은 습관의 힘》에 새로운 습관을 시작할 때 그 일을 2분 이하로 하라는 방법을 소개한다.

"변화해야 하겠다고 꿈꾸는 순간 우리는 흥분하고, 빨리 많은 일을 하려고 한다. 여기에 대응하는 가장 효율적인 방법으로 나는 2분 규칙을 사용한다. 매일 밤 침대에 들기 전에 '책을 읽어야지'는 '한 페이지를 읽어야지'로 바꾼다. 오늘 '요가를 해야지'는 '요가 매트를 깔아야지'로 바꾼다. 이 개념은 습관을 '가급적 하기 쉽게' 만드는 것이다. 일단 시작하면 그 일을 계속하기가 훨씬 쉬워지기 때문이다. 변화를 위한 최소한의 시간이 터무니없을 만큼 사소한 것이어야 한다."고 강조한다.

2분 규칙은 내 삶의 유용한 도구다. 취침 전 침대 옆에 다음날 입을 운동복과 양말을 놓고 잔다. 눈 뜨면 바로 입는다. 시간은 2분이면 충분하다. 운동복으로 갈아입으면 운동을 하러 가기 쉬워진다. 집안일에서도 가끔 적용한다. 설거지가 산더미처럼 쌓여서 엄두가 안 난다면 2분 안에 할 수 있는 걸 생각한다. 컵만 닦아놓자. 뭉그적거리던 몸이 움직인다. 일단 손을 대면 설거지를 끝낼 확률이 높다. 설령 컵만 닦아놓아도 안 한 것보다는 낫다.

쓰기로 작정하고 책상에 앉았지만, 머릿속에 방벽이 쳐진 것처럼 도저히 글을 쓸 수 없는 상황을 '작가의 장벽'이라 한다. 2~3시간씩 앉아 있어도 한 글자도 못 쓰고 노트북을 덮는 날이 부지기수다. 처음부터 완벽히 잘 쓰려고 하기 때문이다. 이럴 때 쓰는 방법이 있다. 한 문장만 쓰자, 이다. 한 문장을 쓰면 한 문단으로 이어지고 한 챕터를 완성할 수 있다.

시작하면 길이 보인다. 시작을 쉽고 짧게 하자. 나머지는 알아서 따라올 것이다. 좋은 습관은 진정으로 내가 하고자 하는 것에 다가가기 쉬워지게 만드는 치밀한 밑 작업이다. 나의 목표를 달성하기 위한 일종의 시스템 구축을 해보자. 현대 사회는 시스템에 의해 움직이는 사회 아닌가? 작은 일을 할 수 없으면 큰 일도 할 수 없다.

갱년기 증상이 와 힘들었을 때 지인들한테 많이 제안받던 것 중 하나가 마사지였다. 전신 마사지를 받으면 몸이 노골노골해지며 피로가 풀리면서 스트레스도 풀린다는 거다. 복부를 자극하는 복부 마사지를 받으면 배도 딴딴해진다고 마사지 예찬론을 펼쳤다. 내가 못하는 게 있다. 내 몸을 누구한테 맡기는 거다. 아무것도 안 하고 가만히 누워 있으면 답답해 죽겠다. 마사지하러 오가는 시간, 받는 시간까지 합하면 한두 시간은 걸린다. 사람마다 다르지만 내 몸을 움직여서 결과가 나오는 생산적인 활동을 좋아한다.

조급한 마음은 금물이라지만 작가가 된 후 다음 작품에 대한 부담감 때문에 마음이 바쁘다. 읽고 쓰는 일에 하루의 대부분을 투자해도 일 년에 작품 하나가 나올까 말까 한데 귀한 한두 시간을 그렇게 쓰는 게 불편하다. 가격도 만만치 않다. 마사지가 운동을 대안할 만한 근본적인 해결책이 된다면 기꺼이 받겠다. 추천하는 사람들의 몸 상태를 보면 그렇지도 않다. 피곤하다는 말을 입에 달고 살고, 몸은 둔하다. 몸을 쓰려 하지 않는다. 운동을 어렵게 생각하니 쉬운 마사지를 택한다. 꼭 받고 싶다면 선 운동, 후 마사지를 권한다.

25년 경력의 피지컬 트레이닝의 일인자로 꼽히는 나카노 제임스 슈이츠는 그의 저서 《의사에게 운동하세요라는 말을 들었을 때 제일 처음 읽는 책》에서 마사지에 대해 언급했다. "마사지로는 근력저하라는 근본적 문제를 해결할 수 없다. 어깨결림을 유발하는 근본적인 문제는 바로 어깨와 목 주변 근육의 경직과 혈액 순환 악화이다. 마사지는 혈액 순환을 도와주므로 일시적으로는 뭉친 어깨가 풀리는 듯한 느낌이 들 것이다. 마사지 자체는 좋다. 하지만 조금만 생각해보면 알 수 있다. 마사지로 어깨와 목 주변 근육을 강화하는 것은 불가능하므로 당연히 근력 부족이라는 근본적인 문제를 해결할 수는 없다."

결국 내 몸은 내가 움직이는 것만큼 효과적인 게 없다는 뜻이다. 50대에 체력을 키우기 위해서는 누워 있지 말고 움직이자. 컴퓨터 작업으로 오랜 시간 앉아 있으면 온몸이 뻐근하다. 나이를 먹을수록 등은 굽고, 허리는 휘고, 골반은 틀어지고 이래저래 몸이 줄어든다. 한 시간에 한 번씩은 기지개를 켜서 몸을 쭉 늘려주자. 목도 돌리고 어깨를 돌리기만 해도 찌뿌둥한 몸이 개운해진다. 운동을 하기 전에는 주구장창 컴퓨터 앞에 앉아 있다 쉬는 시간이면 달콤한 쿠키를 간식으로 먹곤 했다. 지금은 무조건 기지개 켜기다. 화장실이라도 간다. 잠시 걷는 것만으로도 혈액 순환이 개선된다.

스트레칭은 유연성을 키우는 데 도움이 된다. 피트니스 대회 나갈 때 마녀 샘이 몸이 뻣뻣해서 유연성이 떨어지니 집에서 스트레칭을 많이 하라고 했다. 폼롤러를 사 딥따 문질러댔다. 아침에 일어나 10분 정도, 밤에 자기 전에 15분 정도 스트레칭을 하니 몸이 그리 시원할 수 없다. 피로도 풀리고 유연성이 좋아졌다. 몸매도 매끈하게 펴지는 느낌이 들었다. 운동 전후에도 필요하지만, 평소에도 하면 좋다. 스트레칭은 근육을 유연하게 해준다. 유연한 근육은 우리 몸을 지켜준다.

체력을 키우기 위한 근력운동의 기초 공사는 어려운 게 아니다. 아무리 쉬워도 뿌리가 되는 운동이기에 튼튼히 내려야 한다. 살을 빼고 예쁜 몸매를 만드는 것에 치중하지 말고 운동을 빼먹지 않는 사람이 되는 데 초점을 맞추자. 매일 일어나서 스트레칭으로 유연성을 높여주자. 스쿼트 1개, 런지 1개, 사이클 1분, 윗몸일으키기 1개. 어떤가? 할 만하다는 생각이 들지 않는가? 내가 할 수 있는 작은 행동으로 내가 진짜 원하는 목표에 다가갈 수 있도록 습관을 함께 만들자. 근력을 키우는 멋진 50대로 거듭날 테니까.

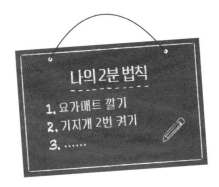

나의 2분 법칙

1. 요가매트 깔기
2. 기지개 2번 켜기
3. ……

핵심 정리

1. 무슨 일이든 시작을 하면 길이 보인다.

2. 운동을 꾸준히 하려면 2분의 법칙을 명심할 것. 2분 안에 실천할 수 있는 것을 찾아 습관을 만들자.

예) 다음날 입을 운동복을 침대 옆에 두고 눈뜨자마자 갈아입기. 스쿼트 1개, 런지 1개

3. 살을 빼고 예쁜 몸매를 만드는 것에 치중하지 말고 운동을 빼먹지 않는 사람이 되는 데 초점을 맞추자.

비타민처럼 좋은 주말 아침의 산책

주말 아침에 산책한다. 나에게 산책은 바쁜 한 주를 마무리하고 자연으로 돌아가는 일종의 의식이다. 주말에는 가능한 모든 걸 내려놓으려 한다. 운동도, 일도, 자질구레한 일상도. 느긋한 마음의 여유를 갖는 시간이다. 조금 이른 아침에 집을 나와 신선한 공기를 마시고 슬슬 걷다 보면 시끄러웠던 마음이 고요해진다. 30분 정도 산책 후 일찍 문을 연 카페에 들어가 따뜻한 아메리카노를 마신다. 계획하지 않고 마음 가는 일을 한다. 산책 후 커피 한잔 마시면서 읽는 책 한 권으로 세상에서 제일 행복한 사람이 된다.

산책 혹은 산보는 말 그대로 생각이나 걸음을 가볍게 흩트리는 행위다. 산책은 휴식이면서 운동이다. 산책하면 떠오르는 유명한 철학자가 있다. 칸트는 매일 오후 3시 30분이면 산책을 나섰다. 마을 사람들은 칸트가 나타나면 시계를 맞출 정도였다. 딱 한 번 늦은 적이 있는데 루소의 《에밀》을 읽다가 너무 심취하여 산책 시간을 놓쳤다. 칸트는 어려서부터 몸이 약했지만, 규칙적인 산책으로 건강을 유지한 셈이다. 걷고 산책하며 그의 철학이 다져졌으리라.

메이슨 커리는 저서 《데일리 리추얼》에서 직장에서 효율성을 높이기 위한 방법을 위인들의 행보를 통해 책으로 정리했다. 으뜸으로 꼽은 방법 중 하나가 산책이다. 귀가 안 들리기 시작한 베토벤은 산책하면서 영감받은 것을 노트에 정리하여 전원 교향곡을 작곡했다. 영국의 대문호 찰스 디킨스나 과학자 찰스 다윈은 오랜 시간 산책을 즐겼다. 마리 퀴리는 산책을 하면서 꽉 막힌 어려운 문제를 푸는 일이 많았다.

철학자 아리스토텔레스는 학교 주변의 나무 사이를 산책하며 제자들을 가르쳤다. 자유롭게 이리저리 슬슬 거닐며 돌아다닌다는 뜻으로 소요라는 이름을 붙여 소요학파를 만들었다. 철학자 장 자크 루소는 스스로를 걷는 자라 칭했다. "나는 걸을 때 명상을 할 수 있다. 걸음이 멈추면 생각도 멈춘다. 나의 정신은 오직 나의 다리와 함께 움직인다."라고 말할 만큼 산책을 중시했다. 니체는 "진정 위대한 모든 생각은 걷기에서 나온다."고 할 정도로 내 몸을 움직이며 나를 마주하는 산책 예찬론자였다.

산책은 모든 주도권이 외부에서 나에게로 돌아오는 거다. 신체의 위와 아래에 자리 잡고 있는 머리와 발을 균형 있게 이용할 수 있는 능동적인 행동이다. 몸을 옮기면서 생각의 주인이 된다. 오갈 때 없이 꽉 막힌 문제들로 고민이 넘쳐날 때, 일이 많아 스트레스를 받을 때 잠깐의 산책을 하며 온전한 나만의 휴식 시간을 가져보자. 책상 앞에서 끙끙대며, 침대 위에서 우울해하며 뒤척거리기보다 30분의 산책이 나에게 반짝이는 아이디어와 해결책을 가져다줄 수 있다. 학교에서도, 회사에서도 산책 시간이 시간표에 있으면 좋겠다.

산책이 갖는 좋은 점은 과학적 연구로도 증명된다. 첫째, 산책은 우리 몸의 면역체계를 향상시킨다. 도쿄 의과대학 면역학자의 연구진은 도시에 근무하는 사무직 근무자에게 사흘간 매일 아침 2시간씩 산책시킨 후 몸의 반응을 살펴보았다. 체내 면역 세포인 NK세포가 40%나 증가했다. 한 달이 지나도 15%의 면역력을 유지했다. 이는 암세포를 죽이고 신진대사를 활발하게 해 몸속의 노폐물과 독소를 배출시킨다.

둘째, 치매 예방에도 도움이 된다. 에릭손 교수는 "걷기는 뇌에 에너지를 공급해 뇌 기능 퇴화를 막는 효과를 준다."며 "걷기 어려울 정도로 아프지 않다면 치매를 예방하기 위해서라도 틈날 때마다 걸어야 한다."고 강조했다.

셋째 적절한 햇볕을 쬐는 일은 보약보다 낫다. 특히 햇빛은 전립

선암, 유방암, 여드름 등이 생기는 것을 예방하고 치료하는 데 효과적인 것으로 보고되고 있다. 우리가 피해야 할 것으로 알려진 자외선도 우리 몸에 없어서는 안 될 기능을 하는데, 바로 비타민 D의 생성이다. 비타민 D는 몸속의 칼슘과 인을 흡수해서 혈액 속에 보관한 다음 뼈를 튼튼하게 만든다. 건물 안에서 주로 생활하는 도시인들에게는 비타민 D가 결핍되기 쉽다. 가벼운 산책만으로 비타민 D를 채우는 큰 효과를 얻을 수 있다.

산책은 걷는 행동이다. 당연히 유산소 운동이다. 지방을 태운다. 하루 30분만 산책해도 허벅지와 종아리 근육을 단련할 수 있다. 탄력 있는 다리가 만들어진다. 일주일에 두 번 정도 근력운동을 같이하면 나이가 들면서 벌어지고 휘는 다리를 방지할 수 있다. 관절염을 앓고 있는 사람들에게도 최고의 운동이라 할 수 있다. 건강한 몸매 유지에 도움이 된다. 좋은 몸매에서 자신감을 얻을 수 있다.

산책을 하면 창의적인 생각이 떠오른다. 나는 원고를 수정하고 완성할 때는 산책의 힘을 빌린다. 초고는 떠오르는 소재와 인물을 놓치지 않으려고 성글게라도 쓴다. 문제는 수정이다. 수정에 수정을 거듭하다 보면 처음에 내가 뭘 썼는지 모르게 초고는 너덜너덜 어디론가 사라지는 경우가 많다. 책상에서 끙끙거리고 두어 시간 붙어 앉아 한 장도 못 쓸 경우에 성질이 올라오며 머리가 뜨거워진다.

이때 밖으로 나간다. 천천히 산책하면 신기하게도 마음이 확 가라앉는다. 머리를 식힌다는 말을 실감한다. 차분해진다. 글 속의 인물들이 살아 움직이는 상상을 하며 어려움을 풀어나간다. 뇌과학의 권위자인 산디만 박사는 걸을 때는 두뇌가 휴식을 가짐으로 오히려 놀라울 정도로 활발한 활동을 한다고 밝혔다. 평화로운 뇌는 서로 다른 생각들을 다양하게 연결하고 잠재력을 발산할 수 있게 한다. 자유로운 아이디어와 문제 해결 방법이 나온다. 애플의 창업자 스티브 잡스와 페이스북의 창업자 마크 저커버그 모두 걸으면서 회의하고 면접을 하며 중요한 일을 처리하기로 유명하다.

'자연 결핍 장애'라는 말을 들어 보았나? 미국의 자연 심리학자 리처드 루브는 저서 《자연에서 멀어진 아이들》, 《지금 우리는 자연으로 간다》 등을 통해 자연 결핍 장애라는 개념을 처음 제시해서 세계의 주목을 받았다. 정식 의학 명칭은 아니지만, 자연으로부터 멀어지고 있는 우리의 모습을 담고 있는 단어라 할 수 있다.

그는 "현재 우리의 낮과 밤은 기술에 파묻혀 있다."며 그 집단적 장애 현상이 "우리의 건강과 영혼, 환경 보존에 대한 책무까지도 위협하고 있다."고 진단한다. 자연에서 보내는 시간이 부족하여 불안, 우울증 비만과 같은 신체적 혹은 정신적 문제를 앓는 것이다.

한 달에 한 번은 숲에서 여유롭게 산책해보는 것이 좋겠다. 식물이 내뿜는 피톤치드는 스트레스 호르몬인 코르티솔의 분비를 낮춰준다. 행복 호르몬인 세로토닌과 엔돌핀이 분비된다. 나의 면역세포는 강화된다. 산책이 우리 몸에 주는 힘은 생각보다 놀랍다. 이렇게 좋은 걸 안 할 이유가 없다. 산책하고 와서 기분 나빠졌다는 사람을 본 적이 없다. 조금만 더, 5분만 더를 중얼거리며 이불 속에 있는 몸을 일으키자.

마지막 한 모금 남은 아메리카노를 입에 털어놓고 책을 덮는다. 아직도 조용한 아침이다. 곤히 자고 있을 막내가 좋아하는 치즈케이크 한 조각을 산다. 카페 문을 나선다. 아침이 진행 중일 뿐인데 하루를 잘 보낸 거 같은 충만한 기쁨으로 가득하다.

핵심정리 ────────────────────────────────────

1. 산책은 휴식이며 운동이다.

2. 산책은 우리 몸의 면역체계를 향상시킨다. 치매 예방, 비타민 D 생성에 도움을 준다.

3. 산책하면 창의적인 생각이 떠오른다.

4. 산책하면 행복 호르몬인 세로토닌과 엔돌핀이 분비된다.

운동은 주 4회면 충분하다

불과 몇 달 전에 입던 옷이 뻑뻑하다. 단추를 채우는데 '헙'하고 힘을 줘야 한다. 아랫배랑 엉덩이 밑의 살이 삐져나온다. 어떡해. 살쪘어. 운동해야 해. 헬스를 등록한다. 헬스는 기본 운동이라니까 일단 끊고 요가나 댄스, 수영도 추가한다. 하루에 두세 시간씩 죽어라 운동한다. 올림픽이라도 나갈 기세다. 처음엔 운동하고 나면 기분도 상쾌하고, 몸도 가볍다. 몇 주 지나니 살도 안 빠지는 거 같고 슬슬 지친다. 운동을 뒤로 미루는 날이 많아진다. 한꺼번에 등록하면 저렴하다고 해서 끊은 6개월 치 헬스비를 고스란히 반납한다.

살을 빼려고 급한 마음에 운동하는 사람들에게 흔히 볼 수 있는 풍경이다. 운동을 하는 본질을 다시 기억해보자. 건강하게 살기 위해서

다. 하루에 두세 시간씩 죽어라 운동하면 건강해질까? 아니다. 지나친 운동은 장기적으로 보면 좋은 방법이 아니다. 몸에 무리가 온다. 운동 스케줄로 현재의 생활 패턴도 흔들린다. 스트레스를 받는다.

이원천 의사는 그의 저서 《호르몬 다이어트》에서 무리한 운동을 해도 살이 빠지지 않는 이유에 대해 이렇게 설명했다. "운동으로 지친 몸은 뭔가 달달한 걸 원한다. 그러면 우리 몸은 몸속의 단백질을 이용해서 포도당을 만들어낸다. 불끈 힘을 내기 위해서다. 힘이 들면 들수록 만들어지는 포도당의 양은 폭발적으로 늘어난다. 하지만 만들어낸 포도당을 전부 다 사용할 수 없을 때가 많다. 너무 많이 만들었기 때문이다. 결국 남은 포도당은 다시 저장할 수밖에 없다. 그것도 지방으로 말이다. 게다가 지방은 복부에 집중적으로 저장된다."

힘들 때 달달한 걸 찾는 게 입에서만 아니라 몸속에서도 똑같다는 게 놀랍지 않은가? 건강을 위해 하는 운동이지만 무리하면 몸에서는 스트레스로 받아들인다는 것이다. 얼마나 힘들면 스스로 당을 만들어 힘을 억지로 짜낼까? 너무 많이 만들어 다시 당을 복부에 저장한다니, 혹 떼러 갔다 혹 붙이고 오는 혹부리 영감처럼 살 빼려고 운동했다 살 붙이는 꼴이 되고 만다. 운동하더라도 뭘 제대로 알고 해야겠다.

평소에 움직임도 별로 없고 운동을 하지 않는 사람이 체중이 늘었다면 체지방이 증가한 거다. 건강에 하등 쓸모없는 체지방을 없애는

데 목적을 두자. 최선의 방법이 무엇인지 고민하고 좋아하는 운동을 선택할 필요가 있다. 균형 잡힌 식사와 약간의 운동을 병행하면 요요도 잘 관리할 수 있다. 몸은 서서히 변한다. 선 운동, 후 체중감소다. 이 간격이 보통 2주 정도다. 눈 질끈 감고 2주 동안만 넘겨보자. 체중계 숫자는 변하지 않더라도 몸에서는 지방이 분해되느라 바쁠 거다. 그동안 먹고 방치했던 몸에도 시간을 주자.

처음에는 하루 30분 유산소 운동과 주 2회 근력운동을 권한다. 운동 부족이었던 사람이 갑자기 강도 높은 운동을 하기는 힘들다. 가벼운 걷기와 근력운동으로 몸을 달구어놓는다. 운동과 운동 사이에 쉬는 날을 하루는 두자. 근육은 운동하는 시간이 아니라 휴식하는 시간 동안 만들어지고 강해진다. 근력운동을 한 다음날은 스트레칭하면서 근육을 이완시켜주는 것이 좋다. 머리도 계속 쓰면 휴식이 필요한 것처럼 우리의 몸도 그렇게 다루어줘야 한다.

욕심내지 말고 느리더라도 자신이 감당할 만큼만 하면 된다. 주 2회 정도 운동하며 동작들이 익숙해지면 운동량을 늘린다. 특정한 목적이 아니면 주 4회 하루 30분 정도면 건강을 위해 운동하기에 충분한 시간이다.

운동을 시작했으면 하루 치 할당량은 꼭 채우려고 노력해야 한다. 운동을 미루기 시작하면 오만가지 변명거리가 생긴다. 오늘은 기분이 이래서 하기 싫고, 급한 일을 처리해야 하고, 갑자기 그릇 정리를 시작하고, 냉장고를 닦고, 운동을 자꾸 미룬다. 운동 30분 하고 나서 해도 될 일들을 이것 때문에 못 했다는 핑계를 만든다. 그래서 운동을 미루면 행복할까? 내일이 시험인데 좋아하는 TV 프로그램을 보고 있으면 힘든 공부를 안 한다고 속이 편하지 않다. 눈은 TV를 보고 있지만 마음은 불안하다.

아침에 운동하는 걸 권한다. 운동을 미루면 찜찜함이 숙제처럼 남는다. 숙제를 일찍 끝낸 홀가분한 기분, 난 벌써 운동했다는 긍정적 에너지가 생긴다. 이 에너지를 하루의 다른 영역으로 끌고 가자. 모든 것이 튼튼해질 것이다.

운동은 자신이 좋아하는 것을 선택해서 꾸준히 하는 게 제일 좋다. 누구나 한 번쯤 재밌게 해본 운동 경험이 있을 거다. 나는 10년 전 배구에 흠뻑 빠진 적이 있다. 아이들 초등학교에서 학부모 배구대회가 열리는 전통이 있었다. 학년별로 선생님들과 한 팀이 되어 게임을 하는데 수준이 꽤 높았다. 얼떨결에 선수로 뽑혔다. 배구라고는 고등학교 때 체육 실기로 언더토스, 오버토스 정도 해본 게 다였다. 서브를 넣는데 공이 팔에 맞지도 않고, 맞았다 해도 네트는커녕 내 발밑에 떨어졌다. 한 달 동안 운동장에서 팔에 피멍이 들 정도로 연습했다. 연습은 성장과 변화를 가져온다. 완벽하지는 않아도 공이 네트 위로는 날아갔다.

팀 경기 운동은 처음 해봤는데 꽤 매력적이었다. 내가 잘하는 것도 중요하지만 나만 잘해서는 안 된다. 바닥에 공을 떨어뜨리지 않은 채 세 번 안에 상대 코트로 넘겨야 1점을 얻는다. 한 선수가 공을 연속으로 2번 접촉하면 실점이다. 화려한 개인기를 뽐내며 드리블을 해 점수를 얻는 농구나 축구와 확연히 다른 점이 이 부분이다. 1점을 얻기 위해 선수들은 잘 맞물려 돌아가는 톱니바퀴처럼 조화를 이뤄야 한다. 배구는 헌신과 믿음, 배려와 협력의 스포츠라는 말을 몸으로 실감했다.

공 하나를 보고 뭉쳐서 팀을 승리로 이끌었을 때의 기분은 뭉클하다. 내가 잘해서 이겼다는 기쁨보다 팀원들에게 감사한 마음이 먼저다. 배구의 매력에 빠져 구민체육회관 어머니 배구 교실에 등록했다. 서브만 잘 넘겨도 득점의 기회로 연결되던 친선 게임과는 확연히 달랐다. 아마추어지만 10년 이상 된 베테랑 선수, 학교 다닐 때 배구 좀 해봤다는 선수들의 기합 소리가 기를 죽게 했다. 그러나 운동을 잘하는 선수일수록 겸손하다. 누구에게나 처음은 있고, 연습하면 다 잘하게 돼 있다고 격려한다. 같이 운동하게 돼서 좋다고 격하게 환영해준다.

그때 무슨 맘인지 일 년 동안은 한 번도 연습에 빠지지 않고 열심히 했다. 육아의 스트레스를 해소하는 방편이기도 했던 것 같다. 방학 동안 첫째, 둘째는 학교에 자율학습하러 일찍 나갔고, 막내는 학교 도서관에 데려다 놓고 두 시간씩 연습하고 왔다. 덕분에 막내는 방학 동안 도서관에 제일 많이 온 학생으로 뽑혀 상을 받았다. 도서관에 무슨 책이 어디에 있는지 훤히 알게 됐다. 배구 실력이 크게 늘진 않았지만, 몸은 확실히 건강해졌다. 장딴지가 엄청 딴딴해졌다. 배구는 여자들에게 특히 좋은 운동이다. 앉았다 일어났다를 수도 없이 반복하며 공을 받아내야 한다. 자동 스쿼트다. 칼로리 소모가 엄청나다. 그래서인지 배구를 하는 사람들은 잘 먹는데도 다 날씬하다.

원정경기도 가야 하고 시즌 때 시합도 뛰어야 해서 여건이 안 돼 그만뒀지만 지금도 배구를 좋아한다. 배구 경기를 보는 것으로 대리 만족한다. 생활체육으로 배구를 활성화하자는 칼럼도 쓴 적이 있다. 좋아서 하는 운동이면 핑곗거리가 사라진다. 핑계는커녕 어떡해서라도 하려고 한다. 남들이 좋다고 하는 걸 따라하기보다 자기가 좋아하는 걸 찾아서 해보자.

핵심 정리 ────────────────────────────────

1. 무슨 운동이든 처음 시작할 때는 자신이 감당할 만큼만 하자. 뭐든 주 2회부터 시작한다.

2. 특정한 목적이 아니면 운동은 주 4회 하루 30분 정도면 건강을 위해 충분한 시간이다.

3. 운동을 시작했으면 하루 할당량은 꼭 채운다.

4. 남들이 좋다고 하는 운동을 따라하기보다 자기가 좋아하는 걸 찾아서 해 보자.

근육을 장착하는 순간 인생이 달라진다

우리의 뼈를 붙들고 있는 건 근육이다. 근육이 튼튼해야 뼈도 튼튼하다. 나이 여부를 떠나 근력운동은 누구에게나 중요하다. 근력운동 하면 대부분 무거운 덤벨을 들고, 거대한 머신에서 씨름하는 게 떠오른다. 운동을 처음 하는 여성들이 선뜻 덤비기가 꺼려진다. 어떻게 해야 하는지도 잘 모른다. 제일 만만한 트레드밀을 선택해 한 시간쯤 걷거나 뛰다 내려온다. 에어로빅이나 줌바 댄스, 수영하며 칼로리를 태운다. 여성들이 하는 대부분의 운동이 유산소에 치중하는 경향이 있다.

유산소 운동을 하면 열량 소모가 많아 금방 살이 빠지는 느낌이 든다. 근육이 빠져나가 체중이 감소하는 것이지 체지방이 빠지는 게 아니다. 아까운 근육이 빠지다니. "내가 하루에 운동을 얼마나 열심히 하는 줄 알아? 아침에 헬스장에서 땀 한 바가지 흘리며 걷지. 수영도 하지, 밥도 조금 먹는데 왜 살이 1도 안 빠져?" 푸념 섞인 소리를 종종 듣는다. 근력운동을 하지 않았기 때문이다. 일주일에 두 번 정도 근력운동을 해야 근손실이 생기지 않는다.

인체는 가만히 숨만 쉬어도 계속해서 근육이 운동상태이고 에너지를 태운다. 이것을 기초대사량이라 한다. 기초대사량이 높아지면 많은 양의 에너지를 근육이 쓰기 때문에 일반식을 먹어도 살이 덜 찐다. 근육이 있어야 기초대사량이 높아지는데 유산소를 지나치게 오래 하면 근손실이 일어나 조금만 먹어도 지방으로 쉽게 쌓인다.

근력운동은 맨몸으로도 충분히 할 수 있다. 런지, 플랭크, 크런치, 스쿼트는 집에서도 쉽게 할 수 있는, 여성에게 좋은 근력운동이다. 워밍업을 5분 정도 하고 근력운동 40분, 유산소 20분, 스트레칭 10분 정도의 순서로 한다. 운동 시간은 한 시간을 넘기지 않도록 집중해서 짧고 굵게 하자. 늘 강조하지만 무리한 근력운동은 금물이다. 근육이 피로한 상태에서는 근육량이 늘지 않는다.

"정확하게 반복하고 허세 없이 운동해라. 무게의 노예가 되지 마라. 근본 없는 자세로 운동하지 마라. 보디빌딩은 과학이다." 세계적인 보디빌더 제이 커틀러의 철학이다. 세계 1위의 보디빌더지만 무지막지한 하드 트레이닝을 하지 않았다. 바른 자세로 정해진 시간에 정해진

세트 수를 정확하게 끝내고 영양 보충과 휴식에 매진하는 것을 중시했다. 운동과 휴식은 실과 바늘처럼 세트로 같이 다닌다.

혜민 스님의 《고요할수록 밝아지는 것들》에 이런 구절이 나온다. "욕심을 내려놓으면 무리를 하지 않고 무리를 하지 않으면 건강을 해치지 않고 건강이 돌아오면 마음이 밝아지고 마음이 밝아지면 작은 것에서 행복을 느낀다." 인생의 모든 것이 그렇듯 근력운동도 지나치면 스트레스를 유발하며 문제를 일으킨다. 느려도 꾸준히 나의 발걸음을 유지하면서 가는 방식이 언제나 맞다.

간혹 이런 질문들을 한다. 근력운동하다가 몸이 근육질로 바뀌면 어떡하나, 슬림한 게 좋지, 그런 몸매는 싫다고 한다. 나도 그랬다. 이런 생각이 얼마나 우스꽝스러운 소린지 피트니스 대회를 준비하면서 깨달았다. 울룩불룩한 근육은커녕 올록볼록한 잔근육이라도 만들려면 웬만한 운동 강도로는 어림도 없다. 60일 동안 하루에 네다섯 시간씩 강도 높은 운동을 해도 근육 구경하기가 하늘에 별 따기다.

대회가 다가올 즈음 어깨도 뽕, 등 근육 쫙, 힙은 업, 근육들이 솟아났다. 죽을힘을 다해 매일매일 해서 겨우 얻은 근육들이다. 걱정하는 울퉁불퉁한 근육질 몸이기는커녕 균형 잡힌 멋진 바디라인이 만들어졌다. 탄탄하고 젊은 몸으로 거듭났다. 물론 대회장에서는 내 아기 근육들이 초라하긴 했지만, 바디 프로필 사진을 찍을 때는 최고의 몸 상태로 찍었다. 근육질이 될까 봐 근력운동 안 한다는 말은 이제 집어치우자.

근력운동을 꾸준히 하면 코어에 힘이 생겨 몸에 탄력이 생기고 체력이 길러져 노화 방지 효과도 볼 수 있다. 나는 유달리 축 처지고 큰 엉덩이에 콤플렉스가 있었다. 아이 셋을 낳고 운동에 그다지 신경 쓰지 않고 살았던 살들인데 오죽했을까? 움직일 때마다 출렁거리는 살의 떨림이 느껴질 정도였다. 그런데 마녀 샘은 내 힙이 가장 강점이라는 거다. 큰 힙을 살리고 더 강화하는 운동을 많이 했다. 데드리프트, 스쿼트, 런지, 힙 브리지 등이었다.

엉덩이에도 당연히 근육이 있다. 나는 왜 늘 엉덩이는 살이라고 생각했지? 내 엉덩이 살이 근육으로 변하면서 돌덩이처럼 단단해졌다. 처진 엉덩이는 허리 밑으로 올라붙으면서 하체가 길어졌다. 허리는 더 잘록해 보이고 큰 엉덩이는 애플 힙으로 변했다. 겉모습도 변했지만 제일 좋았던 건 허리 통증이 없어졌다. 늘 앉아만 있는 직업이라 엉덩이를 방석처럼 사용했다. 자세는 삐뚤어지고 허리는 결리고 아팠다. 허리의 문제가 아니라 엉덩이 근육의 문제였다.

의학박사 다케우치 마사노리는 《중년 건강 엉덩이 근육이 좌우한다》에서 이렇게 말한다. "엉덩이 근육이 사라지면 행복한 노후도 없다. 일반적으로 엉덩이 근육은 해마다 1%씩 줄어든다고 알려져 있다. 이 비율로 계산하면 근육량이 가장 많은 30세부터 평균 수명 80세에 이르는 50년 동안 무려 50%의 근육이 줄어드는 셈이다. 결국 80세가 되면 30세에 가지고 있던 근육량의 절반으로 자신의 몸을 지탱해야 한다는 말이 된다." 노화는 다리에서부터 온다는 말이 있다. 나이가 들면 다리 힘이 약해져 휘청거리고 발을 헛디디는 일이 잦아진다. 엉덩이 근육은 우리 몸을 중심으로 상체와 하체를 이어줘 몸을 바로 세울 수 있도록 해준다. 엉덩이 근육이 약하면 나처럼 허리 통증으로 이어지기도 한다.

중년 이후 삶의 질은 근육 건강이 좌우한다. 백세 시대, 백세 인생이 눈앞에 있다. 어떻게 건강 관리를 하느냐에 따라 인생이 달라진다. 우리는 미래를 위해 저축도 하고 보험도 들고 집도 사고 재테크를 한다. 이제는 근육 테크를 할 때다. 미래를 위해 근육을 저축해놓자. 어서 벽 잡고 엉덩이에 힘주고 다리를 뒤로 걷어차 보자.

핵심 정리

1. 근력운동은 맨몸으로도 충분히 할 수 있다.

2. 근력운동의 순서는 워밍업 5분-> 근력운동 40분-> 유산소 20분 -> 스트레칭 10분 정도의 순서로 한다.

3. 근력운동을 하면 코어에 힘이 생겨 몸에 탄력이 생긴다.

4. 중년에는 엉덩이 근육이 중요하다. 스쿼트, 런지 운동을 넣어준다.

여성에게 추천하는 근력운동

런지 Lunge : 허벅지, 엉덩이 운동

1) 허리를 곧게 세우고 시선은 정면을 향한 상태에서 발은 엉덩이 너비만큼 벌리고 양손을 허리에 대고 바로 선다.
2) 오른발을 앞으로 한 보 정도 내디디면서 무릎을 90도가 되게 구부린다.
3) 허리를 구부리거나 뒤로 눕지 않게 곧게 펴준다. 무게중심은 앞쪽 발꿈치에 70% 실리게 한다.
4) 일어서는 동작은 오른쪽 발을 사용하여 원래 시작하던 자세로 돌아온다.
5) 무릎을 굽히는 동작 시 앞으로 내디딘 발의 무릎이 발가락보다 앞으로 나가지 않도록 한다.
6) 1회 10~15번, 3세트 반복한다.

팔꿈치 플랭크 Elbow Plank : 전신 운동

1) 엎드린 자세에서 골반이 솟구치거나 아래로 처지지 않도록 몸의 균형을 유지한다.
2) 팔꿈치는 어깨 바로 밑에 있어야 하고 팔뚝을 바닥에 고정한다. 시선은 바닥을 향한다. 어깨가 올라가지 않도록 긴장을 푼다.
2) 배에 힘을 꽉 준 상태로 자세를 유지한다.

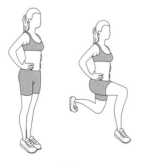

런지

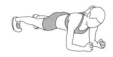

팔꿈치 플랭크

3) 엉덩이에도 힘을 꽉 준다.

4) 종아리와 허벅지는 최대한 모아주고 무릎은 굽히지 않는다.

힙 브리지 Hip Bridge : 힙을 들어 올려 엉덩이 근육의 자극을 주는 운동

1) 바닥에 누워 무릎을 구부리고 발 간격은 골반 정도 넓이로 벌려준다.

2) 천천히 엉덩이를 들어 올려준다.

3) 엉덩이가 올라간 상태에서 3~4초간 동작을 멈추면서 엉덩이 근육의 자극을 준 후 천천히 내려준다.

4) 운동 횟수는 5~10회 3세트

스쿼트 Squat : 엉덩이, 허벅지 운동

1) 다리를 어깨너비 만큼 벌리고 양팔을 앞으로 모아준다.

2) 허리를 편 상태로 엉덩이를 살짝 내밀고 무릎을 굽혀준다.

3) 무릎이 발끝보다 나가지 않도록 해준다.

4) 운동 횟수는 15회씩 3세트

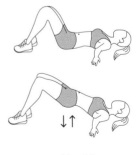

힙 브리지

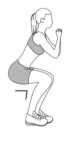

스쿼트

3부 50, 몸 만들기 프로젝트

힙 뒤로 걷어차기(힙 킥백 Hip Kick-Back) **: 힙업 운동**

1) 매트에 무릎을 대고 엎드려서 팔꿈치를 구부리고 팔뚝으로 지탱한다.

2) 오른쪽 다리를 공중으로 뻗어서 들었다가 내리는 동작을 30초 정도 한다.

3) 왼쪽 다리를 공중으로 뻗은 후 업다운 동작을 30초 반복한다.

데드리프트 Deadlift **: 등 운동**

1) 1kg 정도의 아령을 두 손으로 쥔 상태로 어깨너비 만큼 양발을 벌려준다.

2) 가슴 근육은 움츠러들지 않게 펴준다. 아령의 위치는 허벅지 위에 놓는다.

3) 목 라인과 등 라인이 일직선이 되도록 하고 시선은 정면을 향한다.

4) 아령을 들어올릴 때는 몸에 달라붙어 움직인다고 생각해야 한다.

5) 바벨을 들 때 무릎이 튀어 나가지 않게끔 엉덩이를 뒤로 빼야 한다. 무릎 앞에 벽이 있다고 생각하며 바벨을 들어야 한다.

6) 운동 횟수는 15~20회씩 3세트

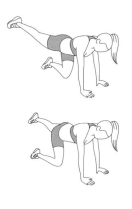

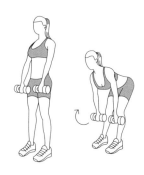

힙 뒤로 걷어차기(힙 킥백)   데드리프트

사이드 레터럴 레이즈 Side Lateral Raise : 어깨 운동

1) 천천히 어깨 측면을 사용해 든다는 느낌으로 팔꿈치까지 서서히 들어준다.

2) 팔꿈치부터 손목까지는 완전히 펴주기보다 주전자로 물 따르듯이 약간 앞을 향해 벌려
   준다.

3) 손목을 이용해 들면 안 된다.

4) 올릴 때부터 내릴 때까지 힘이 들어간 상태로 반복 운동을 한다.

5) 운동 횟수는 15회씩 3세트 반복

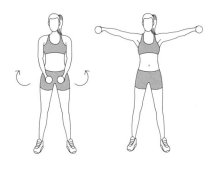

사이드 레터럴 레이즈

유산소 운동과 근력운동은 찰떡처럼

다이어트 목적으로 운동을 할 때 진리처럼 따라오는 말이 있다. 다이어트 성공담 중에 가장 효과를 많이 봤다는 으뜸 방법으로 꼽히곤 한다. 살을 빼려면 무조건 이것부터 해야 한다고 강조한다. 많이 들어 봤을 거다. 아침 공복 유산소. 아침에 눈 뜨자마자 아무것도 먹지 않고 계단 오르기나 걷기, 자전거를 타거나 달리기 같은 유산소 운동을 하는 거다. 전날 저녁 식사 후부터 일어날 때까지 8시간 정도의 긴 공복을 유지한 상태다.

공복 유산소 운동을 선호하는 이유는 체지방을 많이 태운다는 점이다. 자는 동안 뇌가 포도당을 많이 썼기 때문에 남아 있는 에너지인 지방을 주로 쓴다. 지방부터 타기 시작한다. 탄수화물 섭취 후 운동하면 탄수화물만 연료로 먼저 쓴다. 공복 유산소는 지방을 먼저 태우기 때문에 살 빼는 데 효과 만점이라는 것이다. 다이어터들에게 정설처럼 받아들여지는 이 연구 결과는 40여 년 전에 발표된 것이다. 최근에는 공복 유산소 운동이 득인지 실인지에 대한 학계 의견이 분분하다.

2014년 국제 스포츠 영양학회지에서 미국 리먼 대학 연구팀은 공복 유산소의 효과에 대한 연구 결과를 발표했다. 평균 나이 22세인 20명의 여성을 공복 유산소 운동 그룹과 비 공복 유산소 운동 그룹으로 나눈다. 하루에 섭취 칼로리를 500kcal로 제한한다. 주 3회 운동을 시킨다. 4주 후 두 그룹은 모두 지방 및 체중이 감소했고 두 그룹 간 의미있는 차이를 발견하지 못했다. 먹고 운동하나, 안 먹고 운동하나 체중은 똑같이 빠졌다는 거다. 공복 유산소 운동이 살 빼는 지름길은 아닌 셈이다. 공복 유산소 운동을 해야 하나 말아야 하나 고민된다.

피트니스 대회를 준비하면서 한 달은 나도 공복 유산소를 선택했다. 체지방을 빨리 빼기 위해서였다. 눈곱만 겨우 떼고 트레드밀에서 한 시간 동안 걸었다. 2주 동안 꿈쩍도 안 하던 체중이 한 달쯤 지나니 쑥 내려갔다. 그런데 빈 속에 너무 오래 걸어서 그런지 하고 나면 어지러웠다. 속은 쓰리고 울렁거렸다. 한 시간 걷던 걸 30분으로 줄였다. 닭가슴살이나 바나나를 싸가지고 가서 쉬는 동안 먹었다. 컨디션은 훨씬 좋아졌고, 이어지는 근력운동을 할 때 부담도 없었다. 내 몸 상태에 따라 효과적으로 운동할 수 있는 방법을 찾은 것이다.

유지어터가 된 지금은 근손실 방지를 위해 공복 유산소 운동은 하지 않는다. 사과 한 쪽, 바나나 한 개라도 먹고 한다. 아침 공복 운동으로 다이어트에 성공한 사례가 많은 것은 원인이 공복에 있는 것이 아니라 매일 아침에 운동한다는 꾸준함에 있는 거 아닐까? 꾸준함을 이길 다이어트 특효약은 없다.

몸은 사람마다 다르기 때문에 다이어트에 정답은 없다. 남들이 효과 봤다는 방법이라도 어떻게 활용하느냐에 따라 약이 될 수도, 독이 될 수도 있다. 비만이나 고도비만처럼 내장지방이 많은 경우 공복 유산소를 추천한다. 체중 감량을 목표로 하고 근육 손실을 최대한 줄이기 위해서 일주일에 3회, 30분 정도 한다. 욕심내서 30분 이상 공복 유산소를 하고 근력운동을 이어서 하는 건 절대 하지 말아야 한다. 근손실만 일어난다. 피로가 쌓이고 신장에 무리가 간다. 늘 강조하지만 무리한 운동은 몸속에 스트레스를 퍼뜨린다.

큰 근육을 사용하여 몸 전체를 20분 이상 쉬지 않고 움직이는 유산소 운동은 모든 운동의 기초다. 심박수와 혈압을 낮춰주고 혈액 순환이 원활해져 심장과 폐를 튼튼하게 하는 효과가 있다. 효과를 보려면 땀이 나면서 약간 숨이 차다고 느낄 정도로 한다. 운동 초보자는 하루 15분부터 시작해 어느 정도 익숙해지면 5분씩 늘려 하루 30분 정도를 유지하는 것이 좋다.

젊은 시절을 지나 갱년기에 이르면 여성의 몸은 달라진다. 근육이 줄고 신진대사가 떨어진다. 같은 운동을 해도 소모되는 에너지가 예전보다 줄어든다. 같은 양을 먹고, 똑같이 운동해도 체중이 쉽게 늘어난다. 체지방이 붙는 위치도 달라진다. 젊은 여성은 허벅지나 엉덩이에 살이 붙는데 갱년기 여성은 배로 몰린다. 특히 완경 전후 체형이 두드러지게 변한다.

근육이 많아야 할 부분은 빈약해지고 허리만 굵어져 호리병 같던 몸매가 11자 형으로 변한다. 하체는 가늘어지고 상체가 비만하게 된다. 그래서 중년 여성에게 근력운동은 필수이다. 근력운동을 유산소 운동과 함께 하면 효과가 배가 된다. 규칙적 유산소 운동에 참여한 사람의 경우 운동이 부족한 사람에 비해 심장질환에 걸릴 위험성이 2~3배 낮다는 연구 결과도 있다. 유산소 운동을 통해 심폐기능이 향상되면 일상 생활에서의 피곤함도 훨씬 덜 느끼게 된다.

"평생 운동과 담쌓고 살았어. 딱히 큰 병도 없는데 건강이 걱정돼서 운동을 하려는데 막막해. 뭘 해야 좋을까?" 갱년기에 살이 갑자기 찐 친구가 물었다. 처음 운동하는데 본인이 즐기면서 할 수 있는 걸 찾으라고 했다. 한 달쯤 지나 연락이 왔다. 친구는 스피닝을 끊어 운동 친구도 만들고 신나게 하고 있다고 했다. 살도 많이 빠졌다고 좋아하며 사진을 찍어 보냈다.

운동의 종류는 수없이 많다. 구민체육회관, 복지관, 각종 커뮤니티센터에서 저렴한 가격으로 접할 수 있는 길도 많다. 나는 구민체육회관을 좋아한다. 선생님들 수준이 높고, 저렴한 가격인데 다둥이 가족이라 50% 할인을 받는다. 이것도 하고 싶고, 저것도 하고 싶지만 내가 제일 좋아하고 잘 할 수 있는 것 한두 개만 선택해 일단 시작한다. 관절염이 있는 갱년기 여성이라고 유산소 운동을 피하지 말자. 수영이나 아쿠아로빅 같은 물에서 하는 유산소 운동은 관절의 고통을 줄이고 안전하게 근육을 키울 수 있다.

유산소 운동을 똑똑하게 하려면 근력운동과 함께 하는 것이 좋다. 유산소 운동과 근력운동은 찰떡처럼 붙어 다녀야 한다. 넘쳐나는 군살을 빼는 게 먼저라면 웜업(5분)→공복 유산소(20~30분)→근력운동(30분)→스트레칭 순서로 한다. 운동 후 몸이 식기 전에 반드시 스트레칭을 한다. 운동을 잘 모르고 했을 때는 귀찮아서 스트레칭을 빼먹은 적이 많았다. 운동할 때 근육은 수축하면서 힘을 발휘하기 때문에 원상태로 되돌려야 한다. 스트레칭으로 근육을 늘여줘야 한다. 운동 후가 아니더라도 틈틈이 해주는 스트레칭은 우리 몸에 비타민 같은 영양제다. 유산소 운동을 시작했으면 눈 딱 감고 한 달은 꾸준히 해보자.

운동은 밖에서, 스포츠 센터에서 해야만 한다는 고정관념을 버리자. 내 몸이 있는 곳 어디에서나 할 수 있다. 누군가는 세로 2m, 가로 1.4m의 교도소 독방에서 맨손 헬스를 해서 식스팩을 만들었다. 의지와 실천, 꾸준함만 있다면 어디서나 운동을 통해 체력을 기를 수 있다.

핵심 정리 ───

1. 유산소 운동은 모든 운동의 기초다.

2. 운동 초보자는 유산소 운동을 하루 15분부터 시작해 익숙해지면 하루 30분 정도 유지하는 게 좋다.

3. 유산소 운동은 근력운동과 함께 하는 것이 좋다.

4. 군살을 빼는 게 목적이라면 웜업(5분) → 공복 유산소(20~30분) → 근력운동(30분) → 스트레칭 순서로 한다.

집에서 할 수 있는 유산소 운동

바이시클 크런치 Bicycle Crunches

1) 양손을 머리에 대고 눕는다.
2) 무릎을 90도로 들어 올린다. 그 상태에서 오른쪽 무릎을 왼쪽 팔꿈치와 닿는 느낌으로 끌어당긴다.
3) 나머지 다리는 곧게 편 상태를 유지한다.
4) 자전거 페달 밟듯이 번갈아 반복한다.
5) 10회씩 3세트

마운틴 클라이머 Mountain Climbers

1) 바닥에 엎드려 팔굽혀펴기 자세를 취한다.
2) 팔은 완전히 펴고 시선은 자연스럽게 바닥을 향한다. 머리, 엉덩이, 무릎을 일직선으로 만든다.
3) 복부에 긴장을 유지하고 한쪽 다리를 앞으로 끌고 온다. 무릎을 높이 차올린다는 느낌으로 실시
4) 15회씩 3세트

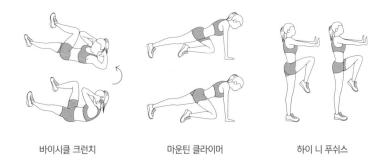

바이시클 크런치   마운틴 클라이머   하이 니 푸쉬스

하이 니 푸쉬스 High Knee Pushes

1) 제자리 걷기라고 생각한다.

2) 어깨너비로 똑바로 선다.

3) 한 발씩 무릎을 90도로 들어 올리며 동시에 양손을 앞으로 밀어준다.

4) 좌우 무릎을 번갈아 들며 50초 동안 실시한다.

암 워킹 운동 Arm Walking

1) 바른 자세로 선 뒤 상체를 숙이고 바닥에 양손을 짚는다.

2) 하체는 고정한 뒤 팔로 기어서 엎드려 상체를 1자로 만든다.

3) 반대 방향으로 다시 팔로 기어서 바른 자세로 서준다.

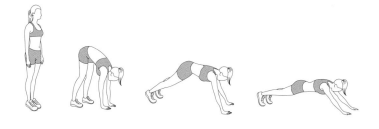

암 워킹

정체기, 내 몸과의 밀당

다이어트를 할 때, 초반에는 운동하는 대로 살이 쭉쭉 잘 빠지고 성공하는 듯하다. 그러다 어느 순간 체중계가 멈춘다. 오히려 체중이 늘기도 한다. 잠시 이러다가 빠지겠지 하고 피곤한 몸을 이끌고 전보다 조금 덜 먹고 운동은 더 한다. 전혀 변화가 없다. 답답하다. 몸과 마음이 지쳐 포기하고 싶어진다. 참고 있던 식욕은 폭발한다. 다이어트를 하는 누구에게나 꼭 찾아오는 불청객, '정체기'가 온 것이다. 고비다.

정체기를 잘 극복해야 자신이 원하는 몸매를 얻을 수 있다. 비만으로 인한 성인병을 예방할 수 있다. 그런데 정체기가 찾아왔다고 우울해할 필요 없다. 정체기가 아무한테나 오는 게 아니기 때문이다. 꾸준히 운동을 하고 식단을 잘 지켜서 이미 체중이 줄은 사람들한테만 오는 특권 같은 거다. 정체기는 내 다이어트가 반 이상은 성공했다는 신호다. 본격적으로 내 몸의 지방 덩어리가 타고 있다는 증거다.

나에게도 정체기가 왔었다. 63kg에서 시작해서 한 달 만에 56kg까지 뺐다. 그때는 대회 준비를 하느라 선수용 훈련이었기에 무조건 빼야 했다. 고강도 훈련과 최소한의 식단으로 겨우 54kg까지 뺐는데 그후 3주 동안 체중계 숫자는 꿈쩍도 하지 않았다. 마녀 샘은 더 빼야 한다고 닦달을 하면서도 식단을 줄이거나 바꾸지 않았다. "그대로 먹어요. 딴 거나 먹지 말고. 무조건 빠지긴 해요. 되게 더디네." 늘 쌩했다. 하라는 대로 했다. 대회 일주일 전부터 다시 빠지기 시작했다. 무섭게 빠졌다. 매일 체중계 숫자가 바뀌었다. 대회 날 아침에도 빠졌다. 46킬로를 찍고 무대에 올라갔다.

살이 빠지는 과정은 체중 감량기, 정체기, 유지기 3단계로 나눌 수 있다. 적게 먹고 운동하는 것도 오래 지속하면 몸이 여기에 적응한다. 1kg 아령도 바들바들 떨며 들던 내가 5kg도 번쩍 들며 어깨 운동을 한다. 처음에 책 한 장 읽기 어려웠던 사람이 같은 시간대 습관을 들이면 수십 페이지씩 읽으며 적응하는 것과 같다. 몇 달 동안 같은 강도, 같은 종목의 운동과 같은 식단에 몸이 적응하면 근육은 거기에 적응해 더 이상 자극을 못 받는다.

당연히 이전보다 칼로리를 적게 태우기 때문에 살이 빠지는 속도도 느려진다. 몸이 자신의 몸무게를 유지하려는 항상성이 발동된다. 체중을 일정하게 유지하려는 신체 기준점을 '체중 조절점'이라고 한다. 이 체중 조절점을 바꾸는 데 6개월 정도 걸린다고 한다. 실제로 다이어트 시 체중의 변화를 기록해보면 계단 모양이다. 좀 빠지다 멈추고, 빠지다 멈추고 하는 모양새다. 멈출 때 먹는 양을 더욱 줄이게 되면 우리 뇌는 더 응급상황이라 생각하고 지방 에너지를 태우지 않는다. 우리 몸은 아름다움보다 생존이 먼저다. 생존을 위해서 몸은 지방을 저장한다.

그렇다면 정체기가 왔을 때 극복하는 방법은 무엇일까? 내가 대회 준비하면서 버텼던 것처럼 그냥 올 게 왔구나 하고 하던 것 계속하면 된다. 몸무게는 변화가 없지만, 살이 타는 듯한 느낌이 온다. 같은 옷을 입어도 옷 맵시가 바뀐다.

늘 하던 운동에서 벗어나 운동의 종류나 방법을 바꿔보는 것도 한 방법이다. 집 앞에 추억의 롤러스케이트장이 생겼다. 식구들과 딱 한 번 타러 갔는데 처음 타보는 거라 덜덜 떨며 몇 바퀴 탔다. 다음날 아침 2kg가 빠졌다. 매일 습관처럼 하던 운동에서 벗어나 근육이 새로운 자극을 받으니 몸이 알아서 반응한 거다. 몸도 연인처럼 밀당을 해야 한다. 맨날 똑같은 패턴으로 데이트하면 금방 시들하고 지겨워지는 것처럼, 가끔은 새로운 이벤트도 하고 선물도 줘야 한다.

휴식을 충분히 하고 있는지 돌아보자. 다이어트할 때 휴식은 운동하는 것만큼 중요하다. 몇 년을 먹고 찌운 살을 몇 달 운동했다고 다그치니 내 몸이 좀 쉬었다 가자고 한다. 그래야 몸도 힘을 내서 목표를 향해 다시 나아갈 수 있다는 신호다. 이때 지나친 운동과 엄격한 식단은 몸에게 제어기능을 잃게 해 탈모와 히스테리, 폭식 같은 부작용을 낳을 수 있다.

나도 정체기에 신경이 극도로 예민해지는 경험을 했다. 소리에도 민감해져 TV 소리만 들려도 몸을 콕콕 찌르는 듯한 아픔이 느껴졌다. 머리도 많이 빠졌다. 새치 염색을 하러 단골 미용실에 갔는데 평소보다 염색약이 많이 남는다고 할 정도였다. 대회 끝나고는 치솟는 식탐 때문에 극심한 요요를 겪었다. 마음을 편하게 내려놓고 휴식기를 갖자. 한 번씩 빠졌다 멈추었다 하면서 나에게 맞는 몸을 찾아가도록 도와주자.

정체기는 이미 몸무게가 빠진 상태니까 나머지 몸무게는 천천히 뺀다고 생각하자. 그동안 입고 싶었던 옷을 쇼핑하거나 예쁜 운동복을 사며 기분 전환하는 것도 한 방법이다. 체중은 줄지 않았는데 옷을 입어보면 라인이 다르다. 옷 태가 난다고 할까? 몸에서 뭔가 변하고 있구나 느껴진다. 나는 손바닥만 한 딸들의 반바지와 크롭티가 쑥쑥 들어가는 게 신기했다. 50대 아줌마는 살이 빠져도 나잇살이 있어서 안 들어갈 줄 알았다. 살만 빠진 게 아니라 근육이 생기니 사정이 달라졌다. (뒷모습은 20대인 걸로.)

옛날 비포 사진과 지금을 비교해보면서 내 노력의 결과를 칭찬하자. 인바디보다는 눈바디라고 사진을 찍어보면 근육의 선명도나 탄력, 몸의 굴곡이 달라 보인다. 마녀 샘은 인바디를 처음에 한 번 재고 대회 날까지 한 번도 안 쟀다. 매의 눈으로만 체크했다. 가끔 살을 꼬집듯이 꼭꼭 집어보기도 했다. 전문가는 눈으로 보고 만져보면 아나 보다. 그렇게 안 빠진다고 조바심을 냈는데, 정체기가 지나면서 무섭게 빠지는 체중을 보고 또 놀랐다.

정체기라고 몸속에서 아무것도 안 하고 멈춰 있는 것은 아니다. 많은 변화가 일어나고 있다. 더 좋은 몸으로 가기 위해 준비를 한다. 혈관이 깨끗해지고, 심폐기능이 좋아져 심장은 팔딱이는 잉어처럼 잘 뛴다. 중년에 만병의 근원인 고혈압을 예방한다. 면역기능이 높아져 암세포를 죽인다. 지방을 본격적으로 태우기 시작하니 근육의 선명도가 다르다. 좀만 참아보자. 드디어 복근을 볼 수 있는 날이 온다.

정체기는 운동을 통해서 찾아오고 운동을 통해 지나가는 수밖에 없다. 중요한 것 한 가지, 건강한 식단을 절대 줄이면 안 된다. 좋은 음식은 오히려 좀 더 늘려 먹어도 정체기에는 살이 찌지 않는다. 빠지지도 않고 줄지도 않는 답답한 정체기. 차라리 더 먹고, 힘내서 조금 강도 높은 운동을 하는 게 낫다. 한 가지 주의할 점은 기분 전환한다고 달콤한 케이크나 마카롱을 먹는 건 주의해야 한다. 속된 말로 '입 터진다'고 한 번 입에 대기 시작하면 그동안 고생한 거 한순간에 와르르 무너질 수 있다.

정체기는 다이어트에만 오는 게 아니다. 인생의 목표를 정하고 실행해나갈 때 언제든 찾아온다. 매일 내가 하는 대로 잘 되면 인생이 얼마나 쉬울까? 그렇게 만만치 않다. 참는 것도, 꾸준함도, 쉬는 것도, 몰아치는 것도 다 요구한다. 목표한 게 쉽게 이루어지면 인생의 재미나 희열도 사라지겠지. 영어를 잘하겠다고 새해 다짐을 하고 매일 패턴을 외우고, 미드도 보고, 전화영어도 한다. 초반에 입도 좀 트이는 거 같고, 재밌다. 그러다 몇 달 지나면 말하는 건 늘 버벅거리고, 무슨 소린지 못 알아듣겠고, 힘들고 지루하다. 정체기가 온다. 그만두어야 할까? 포기하면 말짱 꽝이다. 어렵게 시작해서 여기까지 온 것도 다 잊어버린다.

체중이 줄지도 않고 늘지도 않는 요 때를 넘기려면 인내심이 필요하다. 포기하지 말고 배고프면 밥 먹듯, 숨 쉬듯 계속 해나가야 한다. 더 잘하려고 아등바등할 필요도 없다. 그냥 하던 대로만 하면 된다. 정체기는 반드시 지나간다. 정체기를 극복하면 많은 보상으로 돌아온다. 실망하지 말고 가던 길 마저 가자.

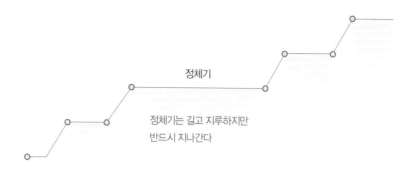

정체기

정체기는 길고 지루하지만
반드시 지나간다

핵심 정리

1. 살이 빠지는 과정은 체중 감량기, 정체기, 유지기 3단계로 나눌 수 있다.

2. 정체기는 이미 살이 빠진 사람한테만 온다. 좀 쉬었다 가자는 몸의 신호다.

3. 정체기가 오면 늘 하던 운동에서 벗어나 다른 방법이나, 다른 종류의 운동을 해본다.

4. 정체기가 온다고 먹는 걸 줄이면 몸은 비상사태로 인식해서 지방을 저장한다.

5. 정체기가 오면 신경 쓰지 말고 하던 대로 하면 된다.

6. 정체기를 극복하면 많은 보상으로 돌아온다.

7. 정체기 극복 방법으로 예쁜 운동복을 사거나 옷을 사보자. 변화된 몸을 눈으로 보고 몸으로 느낄 수 있다.

8. 정체기라고 몸속에서 아무것도 안 하고 멈춰 있는 것은 아니다. 더 좋은 몸으로 가기 위해 몸속에서는 많은 변화가 일어나고 있다.

음식 편

진짜 살을 빼고 싶은가? 비법이 있다. 규칙적인 식사다. 아침, 점심, 저녁을 5시간 간격으로 세 끼, 혹은 4시간 간격으로 네 끼를 시간 맞춰 먹는 거다. 아침을 몇 시에 먹었는지를 기준으로 시간 간격을 둔다. 이게 무슨 비법이냐고 고개를 갸우뚱할지도 모른다. 그러나 한번 시도해보라. 나의 식사 시간을 위해 좋은 음식으로 챙기며 먹는 일이 생각보다 어렵다. 더군다나 매끼 단백질, 탄수화물, 지방이 골고루 포함된 균형 잡힌 식단으로 꾸려야 한다.

오늘 아침을 어떻게 먹었나부터 생각해보자. 잘 챙겨 먹었나? 직장인들은 바빠서, 주부들은 식구들 먼저 챙기고 홀로 남은 식탁에서 아침을 거르거나 대충 때우기 일쑤다. 정말 때운다. 이게 문제다. 나도 결혼생활 24년 만에 규칙적으로 세 끼를 챙겨 먹은 게 피트니스 대회를 준비하면서 처음이었다. 그만큼 식사에 대한 개념도 없었던 것 같다. 식탁 치우면서 남은 거 아깝다고 집어먹다 건너뛰기도 하고, 밥맛 없다고 인스턴트 식품을 자주 먹었다. 시켜 먹거나 외식도 종종 했다.

　오상우 동국대 일산병원 가정의학과 교수는 "다이어트는 거창하게 생각하면 실패한다. 세 끼를 꼭 먹는 것처럼 기본을 지키는 것부터 시작해야 한다."고 말했다. 기본에 충실하다는 건 무엇을 하든 중요한 일이다. 어려운 것도 아닌데 지켜나가기가 힘들다. 마른 체형을 가진 사람들을 보면 끼니를 거르지 않는다. 때가 되면 배고파서 못 견딘다. 그렇다고 당장 입에 넣을 수 있는 빵이나 인스턴트로 배를 채우려 하지 않는다. 한 끼를 제대로 먹으려 한다. 이처럼 일정한 시간에 알람 맞춰놓은 것처럼 꼬르륵하고 알려주는 생체 배꼽시계를 작동시켜야 한다.

　잠을 불규칙하게 자면 피곤하고 머리도 무겁고 신체 리듬이 깨진다. 숙면의 중요성은 누구나 안다. 식사도 마찬가지다. 특히 마흔 이후에는 아침을 잘 챙겨 먹어야 한다. 저녁 이후부터 우리 몸은 여덟 시간 정도 굶은 상태이기 때문에 아침에 영양소를 채워줘야 한다. 아침을 건너뛰고 배고픈 상태로 점심을 먹게 되면 식욕을 제어하기 힘들어진다. 빨리 먹고 많이 먹게 된다.

제시간에 챙겨 먹기를 시작하면 처음에는 삼시 세끼 챙겨 먹느라 바쁘다. 밥 먹고 돌아서면 밥 먹는 시간이다. 주부의 경우라면 2주 정도는 약속을 잡지 말고 세 끼 건강식으로 챙겨 먹는 일에 집중해보자. 어떤 채소라도 좋다. 양파, 파프리카, 버섯, 가지, 양배추 등 좋아하는 것을 색색깔로 넉넉히 준비해보자. 썰어서 소분해 냉장고에 보관한다. 소고기나 연어, 닭가슴살, 오징어 같은 단백질 식품도 한 끼 먹을 분량으로 나눠놓는다. 1인용으로 포장되어 나온 것도 많다. 지방으로는 아보카도를 먹는다. 냉동 아보카도도 상관없다. 탄수화물은 한 끼에 밥 3분의 1공기나 고구마 작은 것 1개 정도 먹는 걸로 한다. 차려놓으면 꽤 푸짐하다. 먹고 나면 배는 부른데 더부룩하지 않다.

8시에 아침을 먹으면 12~1시 사이에 점심을 먹는다. 저녁은 7시 전에 끝낸다. 간식은 방울토마토나 견과류를 한 줌씩 먹으면 된다. 몸이 적응되면 시간 맞춰 먹던 내게 변화가 생긴다. 시계를 보지 않아도 배꼽시계가 먹을 때를 알려주는데 정확히 5시간 간격이다. 참고 넘어갈 수 없는 허기 때문에 부랴부랴 식사를 차려 먹게 된다. 정해진 식단만 먹기로 했기 때문에 유일하게 먹을 수 있는 걸 빨리 입에 넣고 싶어진다.

이런 패턴이 익숙해지면 배고플 때를 대비해 먹을 걸 저절로 싸가지고 다니게 된다. 지방에 강연이 있는 경우는 차 안에서 먹을 수 있게 도시락을 쌌다. 그마저도 여의치 않으면 계란이나 1인분 닭가슴살 스테이크를 가지고 다녔다. 샐러드를 사서 곁들여 먹었다. 사람들과의 약속이 있으면 버섯 샐러드나 샤브샤브, 초밥, 아보카도가 들어간 요리로 골라 먹었다. 처음 마음먹기가 어려워서 그렇지 하려고 하면 얼마든지 챙겨 먹을 방법이 많았다. 변화하기 위해 가장 힘든 것은 새로운 것을 생각해내는 것이 아니라 이전에 가지고 있던 틀에서 벗어나는 것이다. 경제학자 존 메이너드 케인즈의 말이 딱 맞다.

규칙적인 식사를 한 달만 실천해도 살이 쑥 빠진다. 잘 먹는데 살이 빠진다. 아무리 적게 먹어도 불규칙하게 먹으면 몸은 불안해서 지방을 더 저장할 뿐이다. 내 몸을 내가 잘 돌본다는 보상일까? 쓸데없이 입에 달고 사는 간식이 줄어든다. 과자를 좋아해 과순이라는 별명까지 붙은 내가 특별한 노력 없이 과자를 안 먹게 된 게 신기하다. 툭하면 먹었던 각종 라면들과도 이별했다. 채소를 챙겨 먹다 보니 인스턴트 음식에서는 전혀 느낄 수 없는 순수한 맛이 느껴졌는데 달다, 시다, 새콤하다 등 한마디로 표현하기 어려운 오묘한 자연의 맛이 맛있었다.

인간인지라 많이 먹게 되는 날이 있다. 몇십 년간 먹어왔던 식습관을 한 달 만에 확 바꾸긴 어렵다. 요즘은 맛있는 음식이 또 얼마나 많은가? SNS에서는 화려한 요리들이 실시간으로 우리를 유혹한다. '한입만'이 무섭다. 아예 안 먹으면 모를까 입에 대기 시작하면 그동안 참아왔던 식욕이 폭발하며 주변 사람 눈이 휘둥그레질 정도로 폭식을 한다. 그동안 규칙적인 식사를 잘 해왔는데 어떻게 하나 하는 후회감이 든다. 너무 많이 먹어서 저녁 때까지 배도 별로 안 고프다. 낮에 많이 먹었으니 저녁은 먹지 말자 하고 굶으려 한다.

폭식 후 주의해야 할 점 한 가지. 폭식하더라도 다음 식사는 시간 맞춰 그동안 먹었던 정해진 양만큼 먹어야 한다. 배가 불러도, 폭식에 대한 죄책감이 있어도 다음 식사를 건너뛰면 그다음 식사도 폭식으로 이어질 수 있다. 폭식이 습관이 된다. 폭식은 제일 나쁜 식습관이다.

남편의 식습관이 걱정이다. 저녁 때 폭식하는 일이 잦다. 아침은 습관적으로 건너뛰고, 점심은 바빠서 못 먹을 때가 많고, 제대로 먹을 수 있는 건 저녁뿐이다. 긴장도 풀어지고, 배도 고프고, 두 끼를 안 먹었다는 걸 강조하며 저녁을 안심하고 먹는다. 저녁을 먹고 채워지지 않는 허기로 계속 뭔가를 먹는다. 옆에서 보면 많이 먹는 거 같은데 본인은 온종일 먹은 음식은 이게 처음이라며 날카로워진다. 다음날도 그 식사 패턴은 반복된다. 하루에 한 끼만 먹는 남편은 복부 비만이다. 가장 나쁜 식습관이 저녁을 폭식하거나 야식을 먹는 것인데 건강이 걱정이다.

정훈용 서울아산병원 소화기내과 교수는 "많은 사람이 아침은 점심이나 저녁보다 식사를 적게 하는 것이 좋다고 여긴다. 하지만 아침을 적게 먹어야 할 이유는 어디에서도 찾아볼 수 없다. 오히려 저녁을 적게 먹고 아침 식사를 충분히 하는 것이 바람직하다."라고 강조했다.

살을 빼기 위해서는 사육사가 동물 조련하듯 훈련이 필요하다. 몸은 정직해서 훈련만 잘되면 따라오게 돼 있다. 정해진 시간에 정해진 양의 음식이 들어오면 음식을 처리하는 시간이 규칙적인 식사패턴에 맞춰진다. 규칙적인 식사만큼 효율적인 다이어트 방법은 없다. 운동은 여기서 부족한 부분을 채우는 것이다. 식단을 챙기는 게 힘들면 일단은 시간이라도 지켜 먹어보자.

다이어트는 우리 몸을 위해 영양가 있는 음식을 시간 맞춰 최선을 다해 잘 먹는 것이다.

핵심정리 ────────────────────────────────────

1. 규칙적인 식사가 제일 좋은 살 빼기 방법이다.

2. 아침, 점심, 저녁을 5시간 간격으로 세끼, 혹은 4시간 간격으로 네 끼를 시간 맞춰 먹는 거다.

3. 아침 먹은 시간을 기준으로 4~5시간 간격을 챙긴다.

4. 2주간 집중해서 챙겨 먹어보자.

5. 집에서 챙겨 먹기 여의치 않을 때는 닭가슴살이나 계란을 싸가지고 편의점이나 카페에서 파는 샐러드랑 같이 먹는다.

6. 외식이 있으면 샤브샤브나 샐러드바, 회를 적당히 먹는다.

7. 폭식을 했더라도 다음 식사를 거르지 말고 시간 맞춰 그동안 먹었던 양만큼 먹는다. 그래야 다음 폭식을 막을 수 있다.

다이어트는 포만감 있게 잘 먹는 것

다이어트Diet의 어원은 건강을 지킨다는 그리스어 'Diata'에서 유래한다. 내 몸을 위해 건강을 지키는 일이 다이어트라는 뜻이다. 공식처럼 여겨지는 '다이어트=살 빼는 것'이 아니다. 다이어트는 식사요법을 뜻한다. 무조건 칼로리를 제한하는 게 아니라 식습관을 개선하는 거다. 음식을 적게 먹고 운동을 많이 하면 살이 빠진다는 고정 관념은 꽤나 끈질기다. 굶다시피 하니까 당연히 살은 빠지겠지만, 우리 몸에 필요한 영양소가 부족해진다. 영양결핍, 탈모 같은 부작용이 생긴다.

영양소를 골고루 갖춘 음식은 아무리 많이 먹어도 살찌지 않는다. 다이어트는 먹는 것이다. 어떻게? 포만감 있게 잘! 포만감이 높다는 것은 배부른 상태가 오래간다는 뜻이다. 세상에서 제일 어리석은 다이어트는 배고픔을 참는 것이다. 나는 포만감 있는 식사로 하루 네 끼를 챙겨 먹으면서도 10kg 이상 체중감량을 했다. 이제는 식사를 제시간에 못하게 되면 초조하기까지 하다. 지금 먹어야 폭식을 안 할 텐데, 밥 달라고 하는데 안 주면 몸에서 성질낼 텐데, 빵 하나 사 먹을 거 같아, 이런 생각들이 맴돈다. 식습관이 개선된 거다. 이런 습관이 몸에 배 있다 보니 다이어트한다고 무조건 적게 먹는 사람을 보면 안쓰럽다.

이 책을 쓰고 있는 지금 하루를 원고 쓰기에 보내고 있다. 아침 먹고 쓰고, 점심 먹고 쓰고, 저녁 먹고 쓴다. 옛날 같으면 주구장창 앉아서 다디단 음료를 번갈아 갈아치우며 조각 케이크나 마카롱도 먹어가며 빈속을 달랬을 거다. 먹은 것도 없는 거 같은데 원고 하나 쓰고 나면 체중이 어마무시하게 늘었다. 엉덩이와 뱃살이 눈에 띄게 출렁였다. 지금은 옛날이랑 사정이 좀 달라졌다.

양질의 규칙적인 식사를 하면서 원고를 쓰고 있어서 그런지 살이 확 오르지 않는다. 마감일 때는 운동이고 뭐고 모든 신경을 원고에 집중시켜야 한다. 바쁘니까 소고기나 닭가슴살에 버섯, 양파, 파프리카를 많이 넣어 올리브유 듬뿍 넣어 밥이랑 볶아 후딱 먹는다. 포만감이 오래간다. 카페에서 글을 쓰면서 습관적으로 시키던 디저트류를 안 먹어도 서너 시간을 버틴다는 게 놀랍다.

칼로리에 대해서는 잊어버리자. 영양이 풍부한 음식에 대해서만 생각하자. 일본의 유명한 트레이너 모리 다쿠로의 《다이어트는 운동 1할, 식사 9할》이라는 책에서는 다이어트를 위해 운동보다 식생활 개선을 강조한다. "다이어트는 식사요법을 뜻하기 때문에 운동은 포함되지 않는다. 식사를 제한하는 것이 아니라 식생활을 개선하는 것이야말로 올바른 다이어트다. 다이어트는 식단 9할이라고 해도 과하지 않다." 몸에도 좋고 맛도 좋은 것을 먹기 위해 노력하는 식생활 개선이 급선무라는 것이다.

먹는 건 바꾸지 않고 운동으로만 살을 빼려 한다면 그냥 건강한 돼지로 만족하는 수밖에 없다. 체형을 바꾸기 위해서는 식단을 바꿔야 한다. 다이어트의 왕도는 영양가 높은 음식을 적당히 먹는 식습관이다.

식단을 짤 때, 단백질, 탄수화물, 지방을 골고루 섭취할 수 있도록 한다. 나는 다이어트를 할 때 채소류, 버섯류는 꼭 넣었다. 여기다 해조류, 생선이나 고기를 첨가해서 먹으면 다이어트에 효과적이다. 몸에 좋은 음식이라고 내가 싫어하는 음식을 억지로 식단에 넣을 필요는 없다. 음식의 종류는 다양하다. 영양가 있는 식품 중에서 본인이 좋아하는 음식을 찾아 식단을 짜는 게 현명한 방법이다.

나는 일 년에 생선을 먹는 횟수가 다섯 손가락 안에 들 만큼 드물다. 생선이 좋은 음식이라는 건 누구나 안다. 아무리 배고파도 잘 안 먹힌다. 여자한테 특히 좋다는 연어를 먹고 싶은데 도저히 못 먹겠다. 소고기, 닭가슴살, 계란, 두부를 선택해서 먹는다. 가끔 골뱅이나 번데기도 즐긴다. 가리비나, 새우, 오징어, 굴도 내가 좋아하는 단백질 식품이다. 좋은 음식은 주변에 널려 있다. 하다 보면 식단에도 요령이 생긴다.

대표적인 다이어트 간식으로 꼽히는 오이도 안 좋아한다. 먹고 나면 속이 차고, 더 배고픈 느낌이 들어서다. 대신 당근의 달짝지근한 맛을 즐겼다. 샐러드도 밖에서나 사 먹지 집에서는 잘 해먹지 않았다. 가만 보면 찬 음식을 별로 안 좋아하는 거였다. 한여름에도 아이스 커피보다 뜨거운 커피를 마신다. 올리브유 살짝 둘러 채소를 볶아먹거나, 에어프라이어에 구워 먹는다. 피자를 먹고 싶을 때는 채소를 듬뿍 깔고 위에 치즈를 얹어 먹으면 정말 맛있다.

제철 음식을 선택해서 먹자. 비타민과 무기질이 가득하다. 영양도 영양이지만 맛부터 다르다. 신선하다. 싱싱한 단맛이 흐른다. 채소가 가진 고유의 맛을 알게 된 게 다이어트의 성과였는데, 제철 음식이 주는 맛은 두 배로 맛있다. 좋아하지 않는데 케일이나 치커리같이 향이 강한 채소가 몸에 좋다고 억지로 갈아먹거나 씹어 먹을 필요 없다. 내 입맛에 맞는 다른 채소를 찾아 먹으면 된다. 섬유질이 풍부한 채소를 많이 먹으니 변비는 안녕이다. 몸이 깨끗해지는 느낌이다. 피부도 좋아진다. 동안 주부로 TV에 나왔을 때 피부 측정이 20대 딸과 별 차이 없었다. 피부 트러블로 피부과 갈 일이 없다.

50대에 영양을 충분히 섭취해야 건강한 몸으로 다음 단계에 잘 들어갈 수 있다. 나는 하루에 적어도 세 가지 색깔의 음식을 먹는 것을 규칙으로 삼고 있다. 계기가 있었다. 대회 훈련이 끝나면 파김치가 된다. 좋은 음식으로는 먹을지언정, 플레이팅까지 신경 써서 먹진 못한다. 그날도 훈련을 마치고 집에 와서 닭가슴살 채소볶음을 먹고 있었다. 남편이 보더니 "아무리 건강식이라도 그렇게 허옇게 먹지 마."하는 거다. 그리고 보니, 내 접시 위에는 허연 닭가슴살, 허연 새송이버섯, 허연 양파가 볶아져 있었다. 허연 한 접시. 꾸역꾸역 다 먹긴 했는데 속이 안 좋고 토할 뻔했다.

　　그 후로 반드시 색깔 있는 채소를 섞는다. 허연 음식 트라우마가 생겼다고나 할까? 오히려 다양하게 챙겨 먹게 되니 다행이었다. 당근, 파프리카, 가지, 고추, 적양배추, 호박 등 색깔 있는 채소를 사서 기본 양파, 버섯과 섞는다. 한 접시 담아놓으면 꽤 근사한 요리 같다. 보기도 좋고 맛도 좋다. 색이 주는 화려함이 식욕을 돋아준다. 다이어트 할 때는 단백질 식품을 먼저 먹고 탄수화물을 먹는 게 포만감을 느끼게 해준다. 배고플 때 삶은 계란 하나를 먼저 먹고 채소를 먹고 마지막에 탄수화물인 고구마를 먹으면 기분 좋은 포만감이 느껴질 것이다.

　　50대는 그동안 우리가 살아왔던 날을 돌아보고, 건강을 점검해야 할 나이다. 식습관과 운동습관을 검토하고 부족한 점을 보완한다.

빵과 디저트의 유혹을 늘 조심해야 한다. 이런 걸 맘껏 즐기던 시절이 있었으나 50대에는 주의해야 한다. 배가 고프지 않아도 음식을 먹는다. 먹고나서 시럽이나 휘핑크림을 가미한 커피 한잔을 마시고 티라미슈도 곁들인다. 잘 먹었는데 힘이 나기는커녕 기운이 없고 피곤하다. 배가 너무 불러 몸을 구부릴 수조차 없다. '먹지 말걸.'하고 후회감이 밀려온다. 영양은 없는데 칼로리는 차고 넘친다. 그대로 지방이 되어 몸속에 쌓일 뿐이다.

비만은 동물 중에서 인간에게만 생긴다. 아, 요즘은 인간이 키우는 반려동물에게도 생긴다. 영양가 없는 과식 때문이다. 정리가 필요하다. 살찌기 쉬운 음식은 사지도 말고 보관하지도 말자. 지금 우리에게 필요한 것은 영양소가 골고루 들어 있는 음식이다. 배 터질 때까지 먹어도 된다. 영양이 골고루 들어간 음식은 희한하게 어느 정도 먹으면 배가 불러 더 먹으라 해도 못 먹는다.

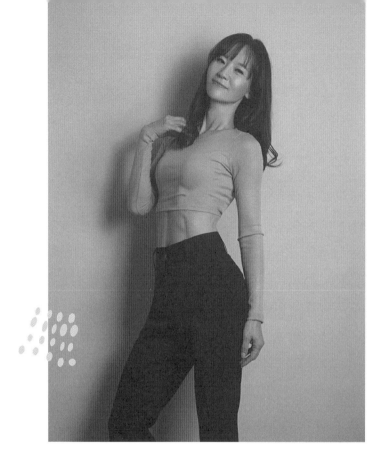

핵심 정리 ——

1. 다이어트는 영양가 있는 음식을 포만감 있게 잘 먹는 것이다.

2. 영양소를 골고루 갖춘 음식은 아무리 많이 먹어도 살찌지 않는다.

3. 어떤 음식이 좋다고 무조건 따라 먹기보다 건강에 좋은 음식 중 내가 좋아하는 걸 먹도록 하자.

4. 살찌기 쉬운 음식(초콜릿, 빵, 과자, 탄산음료, 인스턴트 식품 등)은 아예 사지도 말고 보관하지도 말자.

달달구리 주의보

오후 3시. 한계가 온다. 온종일 스트레스받으며 가만히 앉아 일하다 보니 당이 떨어진다. 초콜릿 한 입 먹는다. 달달한 음료도 한 잔마신다. 단 음식은 단 음식을 부른다. 과자도 꺼내 먹는다. 살짝 기분전환으로만 먹으려 했는데 계속 손이 간다. 과당을 과잉 섭취한다. 몸속에 당분이 많아지면 어떤 일이 일어날까? 입에서의 달콤함도 잠시, 불행히도 몸속에서는 지방으로 바뀐다. 살이 찐다. 서양에서는 '건강의적 1호'로 설탕을 꼽기도 한다.

설탕이 듬뿍 들어간 음식은 몸에서 빠르게 흡수되는 탄수화물이함유되어 있어 혈당이 급격히 오른다. 혈당을 조절하기 위해 인슐린이과다 분비된다. 인슐린, 다이어트에서 반갑지 않은 호르몬이다. 인슐린이 혈당을 급격히 떨어뜨린다. 저혈당 현상이 일어나고 또 혈당을 끌어올리기 위해 단것을 찾게 된다. 단 걸 먹었으니 다시 혈당이 올라간다. 떨어뜨리기 위해 또 인슐린이 분비된다.

악순환의 반복으로 나중에는 혈당 조절 능력을 잃는다. 당뇨, 비만, 고지혈증 등의 병이 생길 수 있다. 달달구리 음식들은 먹어도 순간 잠깐 배가 채워질 뿐이다. 포만감이 지속되지 않는다. 당의 효과가 너무 짧다. 다이어트를 공부하면서 첫 번째로 결심한 게 있다. 단 음식을 최대한 먹지 말자. 살이 찌는 건 둘째치고 몸에 안 좋은 이유가 수백 가지다. 제일 중요한 이유는 나의 간을 위해서다.

나도 한때 달달한 디저트 마니아였다. 디저트 카페 찾아다니며 예쁜 케이크 사진도 찍고 한 입 베어먹으며 그 달콤함의 유혹에 풍덩 빠지곤 했다. 원고를 쓸 때는 초콜릿을 무기처럼 갖고 다녔다. 하루 중 어느 시점에 당이 확 당길 때가 있다. 그때만 한 입 넣고 끝나면 다행인데 식욕 폭발로 이어져 먹방 행진이 시작되는 경우가 많았다. 과자 한 개가 한 봉지가 되고, 빵 한 조각이 한 줄이 되는 건 순식간이었다.

과도한 과당의 섭취는 간에 손상을 입힌다. 간에 독이 된다. 간은 과당을 지방으로 변환시켜 지방세포에 저장한다. 가뜩이나 많은 일을 하는 간에게 안 좋은 음식을 주니 화나서 복수하는 것 같다. 인슐린을 분비하고 지방간을 불러온다. 지방간은 술 마시는 사람한테나 해당되는 이야기인 줄 알았다. 과당은 술과 비슷한 과정을 거쳐 간에서 대사된다. 술을 많이 마시는 사람이 간을 보호해야 한다고 약을 먹는 게 우습지 않나? 약을 먹는 게 아니라 술을 마시지 말아야 한다. 약을 해독하느라 간은 또 얼마나 고생할까? 당으로 생긴 지방간은 당의 섭취를 줄여야만 간을 보호할 수 있다.

제로 콜라, 탄산음료, 액상 주스는 과감히 끊는 게 좋다. 내 간을 위해서라고 생각하며 굳이 돈 주고 사 먹지 않는다. 음식은 꼭꼭 씹어서 침이라는 최고의 효소와 넘겨야 간에 덜 부담이 간다. 살을 빼는 거에 급급하면 '0cal' 라는 음료는 사람을 혹하게 한다. 다이어트는 건강을 위한 거다. 제로 콜라는 칼로리도 0이고 영양도 0이다. 설탕을 넣지 않았는데 어떻게 거의 비슷한 단맛이 날까? 같은 양의 설탕보다 단맛이 200배 더 높은 감미료인 아스파탐이라는 인공 감미료가 들어 있다. 단 음료들은 배고픔을 더 잘 느끼게 하며, 빠르게 음식을 먹도록 유도한다. 단맛 중독으로 이어질 수 있다. 내장지방이 쌓인다. 탄산음료를 탄산수로 바꿔 마셔보자.

단 걸 먹고 싶다고 해서 죄책감을 느낄 필요는 없다. 허프포스트 캐나다판에 몸이 단것을 원하는 갈망은 지극히 정상적인 욕구라는 기사가 실렸다. "탄수화물은 분해되면 당이 되고, 신체 세포의 에너지원으로 사용된다. 그렇기 때문에 특히 에너지가 부족할 때 단 음식을 먹고 싶은 건 자연스러운 일이라는 것이다.

식단을 건강식으로 바꾸고 운동량을 늘린다고 해도, 단것을 먹고픈 마음은 남들보다 줄어들지는 않는다고 또 다른 영양학자 앤디 드 산티스는 말한다. "식단 패턴이나 운동 스케줄을 아주 잘 유지한다 해도 아무 때나 단것이 먹고 싶어질 수 있다. 단맛은 인간에게 아주 매력적이기 때문이다." 이 매력적인 맛을 아예 안 먹고 평생 살기는 어렵다. 많이 먹으니 문제가 되는 것이다.

단 음식이 먹고 싶은 원인을 짚어보면 수긍 가는 문제점들이 나온다. 잠이 부족하지 않나? 수면이 부족하면 식욕을 일으키는 호르몬 그렐린이 분비된다. 피곤한 상태에서 몸은 당분을 원한다. 밤에 잠 안 자고 있으면 야식이 당기는 이유가 있었다. 다음날 잠 못 자서 몽롱한 상태에서 실컷 자고 싶은데, 입으로는 뭔가 계속 먹고 있다. 누우면 바로 잠들어버릴 수 있는데도 말이다.

스트레스받으면 단 게 당긴다. 먹으면 입과 뇌가 즐거워지면서 빠른 위안을 받을 수 있지만, 습관적으로 달달한 걸 먹다 보면 식습관이 불규칙해진다. 나도 이 빠른 위안과 회복 때문에 초콜릿을 끊기가 정말 힘들었다. 그런데 대체 식품을 찾았다. 견과류다. 아몬드나 마카다미아를 먹는다. 사실 제일 좋아하는 음식이 튀김이다. 그다음은 크림 파스타, 치즈를 두툼하게 얹은 피자 이런 음식들을 좋아한다. 기름지고 살찌는 음식들이다.

다이어트를 하면서 이런 음식을 안 먹는 게 당연히 힘들었다. 입이 궁금할 때 아몬드를 먹었는데 며칠 먹다 보니 질렸다. 슈퍼마켓 진열대에서 아몬드 옆에 있던 마카다미아를 집어왔다. 느끼하고 고소한 게 나한테 딱이었다. 마카다미아는 몸에 좋은 식물성 지방이다. 몇 알먹다 보면 배도 부르다. 많이 먹으면 살찐다고 하는데 단 거 대신이라 생각하고 양 조절은 안 한다. 그다지 살로 가지는 않았다.

식단을 점검해보자. 영양가 있는 식단으로 포만감 있게 규칙적으로 먹은 후로는 사탕이나 초콜릿을 사는 일이 거의 없어졌다. 입에서 과거처럼 당기지 않기 때문이다. 머리가 안 돌아갈 때는 단 걸 먹어줘야 한다는 고정관념이 습관처럼 굳어져 있었던 것 같다. 내 몸에 좋은 음식이 들어오면 당에 대한 열망이 줄어드는 건 확실하다. 식습관과 잠과 스트레스 관리를 잘하면 당이 덜 당기는 몸이 된다. 건강한 상태에서 단 음식이 먹고 싶을 때 가끔 즐기는 건 행복 지수를 높여줄 것이다. 건강한 몸을 만든 다음에 딱 한 입만 먹자.

과당을 피해야 할 이유는 살이 찌는 것 말고도 여러 가지다. 과도한 설탕 섭취는 여드름을 유발한다. 과자, 사탕, 초콜릿 같은 정제된 가공식품은 혈당과 인슐린을 급격히 올리면서 피지 같은 체내 오일 성분, 염증도 증가시켜 여드름을 유발한다. 두 딸이 자취를 하면서 피부가 안 좋아졌다. 불규칙한 식사, 인스턴트, 당이 많은 식품을 먹은 결과 이리라. 잘 챙겨 먹으라고 하지만 요리에 특별히 관심 많은 젊은이 빼고 누가 그리 부지런 떨며 해 먹을까? 그래도 나중에 후회하지 않으려면 한 끼라도 제대로 챙겨 먹어야 한다.

많은 연구 결과들에 의하면, 전통적인 방식으로 살아가고 가공되지 않은 식품을 주로 먹는 지역의 사람들이, 도시에 사는 고소득자들에 비해 여드름이 없는 것으로 밝혀졌다. 정제된 설탕이 많이 들어간 식품들이 여드름을 유발한다는 것을 유추할 수 있다.

과도한 당 섭취는 곧 세포의 노화이다. 피부 노화를 촉진한다. 주름은 나이를 먹을수록 생긴다. 하지만 먹는 음식에 따라 노화 속도가 달라진다. 콜라겐과 엘라스틴 섬유가 피부를 탄력 있게 해주는 단백질 성분인데 당화 생성물은 이 섬유를 파괴하여 탄력을 저하한다. 설탕 섭취는 노화와 밀접한 관련이 있다. 살이 찌는 것보다 더 무섭지 않은가?

달달구리를 줄이자! 가장 확실한 다이어트 성공의 제 1원칙이다. 가공되지 않은 음식, 자연식품 위주로 먹을 때 아름답게 다이어트에 성공할 수 있다. 액상과당이 들어간 주스 대신 신선한 과일을 먹고, 물을 마시자. 음식 재료를 직접 씻고, 썰고, 남이 아닌 나를 위한 요리를 해보는 거다. 살도 빠지고, 피부도 좋아지고, 에너지도 생기고, 노화도 늦춰진다니 이 정도 수고는 할 만하지 않은가?

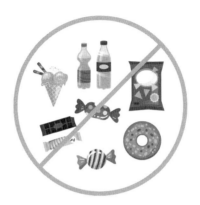

1. 단 음식을 섭취하면 혈당이 급격히 오른다. 혈당을 조절하기 위해 인슐린이 과다 분비된다. 인슐린 호르몬은 다이어트의 적이다.

2. 단 음식들은 먹어도 순간 잠깐 배가 채워질 뿐이다. 포만감이 지속되지 않는다.

3. 간은 과당을 지방으로 변환시켜 지방세포에 저장한다.

4. 단 음식을 대체할 음식을 찾아보자. 견과류를 추천한다.

5. 과도한 당 섭취는 곧 세포의 노화이다. 피부 노화를 촉진한다.

디톡스 데이, 단식

갱년기를 겪고 있거나 완경을 맞이한 여성들이 살이 갑자기 찌는 경우가 많다. 특별히 많이 먹지도 않는데 말이다. 내장 지방 축적을 막는 여성 호르몬이 부족해지기 때문이다. 뱃속 내장 사이에 끼어 있는 내장 지방은 혈액으로 들어가 혈관과 심장, 뇌 등의 장기를 망가뜨린다. 내장 지방을 어떻게 빼야 할까? 달달구리를 끊고 영양가 있는 식품으로 규칙적인 식사와 적당한 운동을 하는 것은 이제 두말하면 잔소리다. 여기에 몸속 장기들을 위해 한 가지 더 추천할 게 있다. 단식이다.

단식이라니, 이 나이에 쌩으로 굶으라는 소리냐고 깜짝 놀랄 수 있다. 저녁 8시부터 아침 8시까지의 단식은 어떤가? 흠. 이 정도는 할 만하다. 단식은 체지방을 태우는 능력을 키운다. 세계적인 베스트 셀러《장수의 역설》을 쓴 스티브 R. 건드리 박사는 건강한 세포를 키우기 위해 단식을 강조한다. "선택적 칼로리 제한(간헐적 단식)이 몸에 좋은 이유 중 한 가지는 그것이 세포에 일시적인 스트레스를 주기 때문이다. 약간의 일시적 스트레스는 우리와 우리의 세포에 위급 상황을 알리는 신호가 된다. 이 과정에서 생존 가능성이 적은 약한 세포는 죽고 거기서 살아남은 세포들은 더 강해진다."

절박한 상황이 되면 정신을 바짝 차리고 집중하듯이, 몸속 세포도 뭐가 없어야 정신을 차린다는 게 신기하지 않나? 넘치는 것보다 부족한 게 낫다는 말은 만고의 진리다. 단식을 통해 살아남은 강한 세포가 건강을 지켜준다. 건드리 박사는 일주일에 최소 한 번은 저녁을 먹지 않는 방법을 추천했다. 단지 저녁을 먹지 않고, 12시간 이상의 공복을 유지하는 것만으로도 뇌가 청소되고 세포가 젊어지고, 창자벽이 튼튼해진다는 것이다.

다이어트를 시작해 유지어터가 된 지금까지 일주일에 두 번 간헐적 단식을 한다. 주로 월요일과 목요일을 선택한다. 월요일은 주말에 많이 먹은 것을 청소한다 생각하고 단식을 한다. 목요일은 다가올 주말에 많이 먹을 것을 대비해 비워 놓는다. 주로 저녁 7시부터 다음날 아침 7시를 선택한다. 유지기 동안에는 당연히 다이어트 때보다는 많이 먹는다. 가끔 맥주도 마시고 외식도 한다. 12시간 단식이 체중과 몸매를 유지시켜준다. 공복을 잘 유지하는 것만으로도 비만을 예방할 수 있다.

나만의 간헐적 단식 조건이 있다. 첫째, 균형 잡힌 식단 위에서 한다. 저녁 한 끼를 안 먹거나 일찍 먹는다고 아침, 점심 식사를 아무거나 많이 먹지 않는다. 둘째, 공복 12시간은 반드시 밤에 충분한 수면을 포함한 시간이다. 아침 8시부터 저녁 8시까지 아무것도 안 먹고 견디는 단식은 효과가 어떨지 모르겠으나 권하고 싶지 않다. 일단 기운이 없다. 일하기 힘들어진다. 영어로 아침 식사는 'Breakfast'다. 단식Fast을 끝내다Break라는 의미다. 아침은 맛있게 먹자. 셋째, 잠자리에 드는 시간과 저녁 식사 후의 간격이 4시간 정도 되도록 한다.

박용우 의사의 《스위치 온 다이어트》에서도 간헐적 단식을 주 1~2회 권한다. 이 책에서는 24시간 단식은 몸속의 지방을 더 확실하게 태울 수 있다고 강조한다. "최적의 단식 시간은 24시간. 아예 안 먹는 것이다. 단식 후 단백질을 충분히 보충해주면 지방 대사가 더 잘 돌아간다" 기회 되면 24시간 단식을 해보는 걸로. 아직까지는 12시간 공복 지키기도 벅차다.

점점 단식의 매력에 빠지지 않는가? 12시간 단식은 꽤 장점이 많다. 복잡하지 않다. 돈도 안 든다. 요리할 필요도 없다. 솔직히 운동하는 것보다, 요리하는 것보다 간편해서 좋다. 공복 시간이 길어지면 우리 몸은 지방을 녹이기 시작한다. 성장 호르몬이 증가한다. 성장 호르몬은 성장기에만 나오는 게 아니다. 성장기에는 키를 크게 하고 이후에는 근육을 발달시키고 지방을 분해하며 골다공증을 예방한다.

다이어트와 간. 이 둘의 관계를 생각해본 적 있는가? 무슨 상관이 있나? 있다. 그것도 아주 밀접한 관계가 있다. 다이어트에 성공하려면 간이 싱싱해야 한다. 지방을 분해하려면 간의 상태가 좋아야 하기 때문이다. 그런데 간은 하는 일이 너무 많다. 간 기능을 떨어뜨리는 것은 무엇일까? '독소'다. 독소는 몸 안에서도, 몸 밖에서도 만들어진다. 설탕, 식품 첨가물, 과도한 단백질 섭취, 과잉 섭취한 음식들, 스트레스, 심한 운동까지 모두 간에 무리가 가는 것들이다.

이원천 의사의 《호르몬 다이어트》에서 간 해독의 중요성에 대해 설명한다. "모든 독소는 간에서 처리된다. 간이 건강하면 당연히 해독이 빠르게 이루어진다. 간에 절실한 것은 시간이다. 간은 해독 말고도 해야 할 일이 너무 많기 때문이다. 음식도 소화해야 하고 콜레스테롤도 합성해야 하고 호르몬 대사도 해야 한다. 늘 시간이 부족한 상태라 간은 한시도 쉬지 못한다. 그래서 좋은 음식을 먹는 것도 중요하겠지만 시간적인 여유를 주는 것이 훨씬 더 중요하다." 밑줄을 그어야 할 부분이 나온다. 간에게 시간적 여유를 주는 것. 단식이다.

아무리 좋은 음식이라도 우리가 먹는 모든 것들이 사실 간을 피곤하게 만드는 거다. 일이 바쁘고 피곤해 쉬고 싶은데 누가 몸보신시켜 준다고 나오라고 한다. 마음은 고맙지만 나가는 자체가 버거울 때가 있다. 집에서 쉬고 싶다. 먹는 것보다 쉬는 게 더 필요할 때가 있다. 간도 마찬가지다. 이원천 의사는 우리가 흔히 몸에 좋다고 생각하는 해독 주스에 대해서도 간에 무리를 주는 거라고 설명한다.

"해독 주스는 과식과 비슷한 상황을 만들 수 있다. 재료들을 갈아서 만든 해독 주스는 영양분이 흡수되는 속도가 엄청나게 빠르다. 흡수가 빠를수록 간도 그만큼 빨리 처리해야 한다. 안 그래도 바쁜 간이 더 바빠지는 것이다."

몸에 좋은 줄만 알았던 해독 주스도 알고 보면 간에 무리가 가는 음식이라니 다이어트도 공부하다 보면 끝이 없다. 식재료, 특히 과일이나 채소는 생명의 에너지가 있는 음식들이다. 최대한 원형 그대로 먹으려 한다. 재료를 씻고 갈고 하는 게 귀찮아서 안 했는데 귀차니즘이 다이어트에 통할 때도 있다.

식욕을 억제하는 다이어트약을 못 끊어 고생하는 친구가 있다. 식습관을 고칠 생각은 안 하고 먹는 대로 살이 찌니 다이어트약을 계속 먹은 거다. 끊으면 바로 식욕이 솟구쳐 불안해서 다시 찾게 된단다. 오래 먹으니 내성이 생기는지 식욕 억제도 잘 안 되고, 밤에 가슴이 두근거리고 불면증에 시달린다. 살이 안 빠지는 것도 알고, 끊어야겠다는 것도 아는데 못 끊겠단다. 중독성이 있나 보다. 다이어트약 때문에 간은 해독하느라 또 얼마나 힘들게 일을 해야 할까? 무섭다. 살 빼주는 약은 아예 관심도 갖지 말자. 완전한 다이어트약 같은 건 세상에 없다.

단식의 최종 목표는 살 빼는 게 아니라 해독이다. 1주일에 하루, 1달에 하루라도 나를 위한 디톡스 데이를 만들자. 내장을 쉬게 하는 거다. 일주일에 한두 번 저녁을 일찍 먹거나 먹지 않고 12시간 단식을 해보자. 몸이 가벼워질 것이다.

핵심 정리

1. 단식은 체지방을 태운다.
2. 저녁을 먹지 않고 12시간 공복을 유지하면 뇌가 청소되고 세포가 젊어지고, 창자벽이 튼튼해진다.
3. 공복 12시간은 밤에 잠자는 시간을 포함하는 것이다. 상황에 맞춰 저녁 7시부터 아침 7시 같은 패턴으로 정한다.
4. 단식은 저녁 후, 잠자리에 들 때까지 4시간 간격을 두자.
5. 간헐적 단식을 할 때도 식단은 균형 잡힌 영양 식단으로 먹어야 한다.
6. 단식은 해독하기 바쁜 간에 휴식을 준다. 건강한 간은 지방 분해를 촉진한다.

3부 50, 몸 만들기 프로젝트

요요 주의

다이어트에 성공한 사람들이 가장 두려워하는 말이 요요현상이다. 요요란 다이어트로 줄인 체중이 원래대로 되돌아오거나 오히려 체중이 더 느는 것을 말한다. 가장 큰 원인은 단기간에 승부하는 극단적인 다이어트다. 힘들게 굶다시피 다이어트를 하다가 성공했다는 안도감에 자제력을 잃고 폭식을 하게 된다. 서울 백병원 가정의학과 강재헌 교수는 "신체는 환경이 바뀌면 스스로 안정적인 체중 상태를 유지하려는 특징이 있어 요요현상이 나타난다. 고무줄을 세게 당겼다 놓으면 더 빠르고 멀리 튕겨 나가는 것처럼 단기간에 무리하게 살을 뺀 사람일수록 이전 상태로 빨리 되돌아간다"고 지적했다.

피트니스 대회가 끝나고 극심한 요요현상을 겪었다. 두 달 동안 쌀 한 톨 입에 대지 않고 하루에 네다섯 시간씩 운동하며 훈련했으니 몸이 얼마나 기아 상태에 이르렀을까? 65일 훈련해서 체중이 63kg에서 47kg으로 줄었다. 두 달 만에 16kg을 감량한 게 환상적으로 들리지 않나? 대회 준비 중이라서 어쩔 수 없었지만, 일반적인 다이어트 방법으로는 빵점이다. 너무 빨리 많이 뺐다. 100% 요요가 온다.

대회 끝나기가 무섭게 치킨, 맥주, 피자, 곱창, 호두 파이 등 그동안 먹고 싶었던 거 목록까지 만들어 먹어댔다. 한 번에 먹은 양은 엄청났다. 삼 일 만에 5kg이 쪘다. 2주 만에 10kg이 올라갔다. 나이 50에 힘들게 겨우 예쁜 몸을 만들었는데 순식간에 잃어버리긴 싫었다. 그런데 먹는 게 안 멈춰졌다. 뇌에서는 계속 먹으라는 신호를 보냈다. 배가 너무 불러 숨도 못 쉬겠는데 말이다. 다이어트 후유증을 제대로 겪고 있었다. 사람들이 '이제 유지만 하면 되겠네'라고 쉽게 말하는데 한번 해보라고 따지고 싶었다. 먹는데 누가 그만 먹으라 하면 그렇게 성질이 날 수가 없었다.

운동을 직업으로 하는 트레이너들도 마찬가지였다. 그분들이야말로 내 몸 사용 설명서를 얼마나 잘 알고 있겠는가? 대회 참가했다 끝나고 나면 무지막지하게 먹는다. 한자리에 앉아 도넛 10개는 에피타이저일 뿐이다. 기본 근육에 살까지 붙어 거구가 된다. 트레이너 중에서 의외로 유지어터가 없다는 걸 알았다. 모 아니면 도다. 쪘다, 뺐다를 반복하니 건강이 안 좋은 사람도 꽤 있었다. 다이어트에서 경계해야 말은 '마음만 먹으면 뺄 수 있어'다. 극단적으로 몰아쳐 빼겠다는 소리다. 폭식에 면죄부를 준다.

　　살 빼기에 성공했을 때 예전처럼 마음껏 먹을 수 있다고 착각하면 크나큰 오산이다. 신체는 원래 상태를 유지하려는 '항상성'을 갖고 있다. 변화 속에서도 다시 본래의 상태를 유지하려는 성질이다. 체중도 마찬가지다. 다이어트 기간 3개월, 유지 기간 3개월 이상 유지해야 그 체중이 나의 체중이 될 수 있다. 최소 6개월은 지나야 변화된 몸이 나의 몸을 받아들인다. 다이어트는 내가 만든 몸의 결과를 유지하는 게 가장 중요하다.

　　요요현상을 겪으니 다이어트할 때보다 더 힘들었다. 다이어트할 때는 목표치가 있으니 힘들어도 견딜 수 있다. 문제는 그 목표를 달성하고 난 이후다. 내가 그동안 못 먹고 얼마나 힘들게 운동해서 뺐는데 이 정도도 못 먹어? 라는 보상심리 때문에 계속 먹는다. 힘들게 뺀 거에 비해 몸무게는 또 얼마나 순식간에 올라가는지 불안해지기 시작한다. 빨리 빼지 않으면 금방 거대 토끼가 될 것 같다. 안 좋은 줄 알면서 적게 먹고 급히 빼려 한다. 무리한 운동을 긴 시간 동안 매일 하려 한다. 몸과 마음이 막 허둥대는 것이다. 거듭 강조하지만 가장 나쁜 다이어트 방법은 단기간에 승부를 내려고 하는 것이다.

대회를 앞두고는 모든 신경을 대회에 집중하기 때문에 매일 적게 먹고 강도 높은 운동을 했지만, 평생 이렇게 살 수는 없다. 가족도 챙기고, 글도 써야 하고, 친구도 만나고, 집안일도 살펴야 한다. 나의 일상이 건강하게 돌아올 수 있도록 하는 방법을 찾으려 노력했다. 몸무게에 연연하지 말고, 좀 느리더라도 바른 방법으로 천천히 가기로 했다. 펄벅 여사는 "모든 큰 실수에는 이를 다시 불러와서 어쩌면 바로 잡을 수 있는 찰나의 순간이 중간 지점에 존재한다."는 말씀을 하지 않았나. 실수를 바로잡을 찰나의 순간을 잡으려고 건강에 대한 책을 섭렵했다.

요요현상을 막기 위한 첫 번째 방법은 다이어트 때 먹었던 건강 식단 3개월 유지하기였다. 나한테 맞는 좋은 음식을 찾아 매끼 잘 챙겨 먹자고 마음먹었다. 식사 대용식, 우유 한 잔, 바나나 한 개, 방탄 커피 한 잔 마시고 한 끼를 버티는 것부터 하지 말아야 했다. 대회 준비 때도 이것보다는 많이 먹었는데 끝나고 나니 적게 먹고 버티기를 하고 있었다. 하루는 견딘다 해도 다음날 다른 음식 왕창 먹고 후회하는 불규칙한 식습관이 되풀이됐다.

다이어트는 양질의 식품을 포만감 있게 잘 먹는 것이다. 굶다시피 하거나, 다이어트에 좋다고 건강보조 식품을 사들이는 행위부터 멈추어야 한다. 에너지가 살아있는 채소를 꼭 곁들여 먹어야 한다. 냉장고에 있는 식재료부터 살피고 챙겨 먹자. 비싼 다이어트 대용식을 굳이 안 사도 된다.

다시 클린한 식단을 먹으니 고향에 온 듯 마음이 편했다. 체중이 올라가건 말건 내가 먹을 건 먹자 주의로 삼시 세끼 채소를 많이 곁들여 챙겨 먹었다. 한 달에 8kg씩 뺀 경험은 잊어야 했다. 극도로 예민해지고, 머리 빠지고, 귀에서 소리도 나고 건강이 오히려 안 좋아지는 걸 겪었으면서도 빠진 체중에만 집착했다. 그런데 그만큼 빼봤다고 그걸 기준으로 삼으려 했다. 한 달에 5kg 이상 빼면 건강이 위험하다.

단기 속성이라는 말이 붙으면 무엇이든 사람을 혹하게 한다. 한 권으로 끝내는 영어, 일주일에 10kg 빼는 다이어트, 한 달 만에 끝내는 수능 등 단기간에 성과를 낸다는 것이 지천으로 널려 있다. 그러나 세상에 쉬운 게 어딨나? 이게 가능하다면 온 세상은 영어 잘하고 날씬한 사람들로만 가득 찰 것이다. 외국에서 살다 온 경험도 없이 영어 잘하는 사람들이 공부한 얘기를 들으면 눈물겹다. 발음 연습으로 입 안이 늘 헐어 있고, 쓰고 외우고, 영상 보고 투자하는 시간이 어마어마하다. 성공은 오랜 시간 동안 인내하고 참으며 꾸준히 하는 자에게 온다. 일주일에 10kg 빼는 게 가능할 지는 몰라도 요요라는 무서운 놈이 열 배로 되갚을지 모른다.

운동 강도나 시간을 다 줄였다. 하루에 네 시간씩 운동해서 한 달에 8kg을 뺀 것도 추억으로 묻었다. 운동도 네 시간 정도 하지 않으면 살을 못 뺄 거 같은 불안감에 시달렸다. 운동 요요다. 나의 일상에 무리하게 운동을 포함해 스트레스받지 않기로 했다. 50대 아줌마가 매일 강도 높은 근력운동을 하면 관절에도 안 좋고 득보다 실이 많다. 원칙대로 가기로 했다. 주 2회 근력운동에 주 4회 유산소 운동을 하고 총 시간은 1시간 30분을 넘기지 않았다. 대신 집중해서 하는 방법을 택했다. 물이 무섭다는 핑계로 시도하지 않았지만 하고 싶었던 수영으로 유산소 운동을 했다.

생활 속에서 몸을 꾸준히 자주 움직였다. 일상의 크고 작은 일로 우리는 자꾸 쉬고 싶어진다. 하염없이 쉬다 보면 근육이 약해져서 지방을 잡아주기 힘들다. 운동만으로 움직인다는 생각은 버리자. 생활 속에서도 틈틈이 움직이는 게 근육을 쫀쫀하게 해준다. 나는 집에서 청소할 때 몸에 딱 붙는 니트 원피스를 입는다. 근육에 힘이 잘 들어가고 배에 힘을 주게 된다.

운동이든, 다이어트든, 요요현상을 극복하든 나는 2주가 고비다. 2주 동안은 몸도 무거운 것 같고, 체중도 올라갔지만 2주가 지나니 신기하게 조금씩 체중이 떨어졌다. 주말에는 즐거운 치팅데이(다이어트 기간 동안 먹고 싶은 것을 참고 있다가 일주일에 1회 혹은 정해진 기간마다 1회 정도 먹고 싶은 음식들을 먹는 날)를 하는 데도 이 생활 패턴을 유지하면 큰 문제 없었다.

마음을 여유롭게 갖는 것도 요요를 극복하는 데 중요한 요소였던 거다.

꾸준히 건강하게 다져진 몸은 쉽게 망가지지 않는다. 다이어트를 살 빼는 거나 몸매 만드는 것에만 치중하면 실패하기 쉽다. 건강하게 먹고 적당히 운동하며 좋은 습관을 실천하는 데 관심을 두고 산다면 요요는 오지 않을 것이다.

핵심 정리

1. 요요현상은 다이어트로 줄인 체중이 원래대로 되돌아오는 것이다.

2. 요요의 원인은 단기간에 승부하는 극단적인 다이어트다.

3. 체중은 원래 상태를 유지하려는 '항상성'을 갖고 있다. 다이어트 기간 3개월, 유지 기간 3개월, 총 6개월 이상 유지해야 그 체중이 나의 체중이 될 수 있다.

4. 요요현상을 막는 첫 번째 방법으로는 다이어트할 때 먹었던 식단을 3~6개월 정도를 더 유지해주는 것이다.

5. 집에서도 타이트한 옷을 입어 근육에 긴장감을 주자.

식사일기를 쓰자

다이어트할 때는 식사일기를 쓰는 게 좋다. 오늘 어떤 음식을 얼마나 먹었는지 식습관과 체중을 기록하는 거다. 다이어리에 손으로 직접 쓰든지, 스마트폰 앱이나 SNS를 이용하여 식사일기를 기록하다 보면 이게 은근 힘이 있다. 일기와 비슷하다. 일기의 힘은 하루를 반성하고 성장하는 나로 나아가게 한다. 내가 먹은 것을 통하여 하루를 들여다보면 음식 안에 나의 인생이 들어 있다. 먹는다는 행위가 배고파서만이 아니라 감정에 의해서도 많이 연관되어 있는 걸 알 수 있다.

식사일기는 비만을 예방하는 데 확실히 도움을 준다. 별로 먹은 것도 없는 거 같은데 적다 보면 뭐 이리 주섬주섬 많이 먹었는지 새삼 놀랜다. 뇌는 기억하고 싶은 것만 저장한다. 과자 한 개, 젤리 하나, 반

찬 만들면서 간 본다고 몇 개 집어 먹은 건 기억에서 지운다. 기억의 왜곡이다. 적으면 기억의 왜곡이 드러난다. 좀 더 건강한 식단을 먹자고 다짐하게 된다.

나는 다이어트 할 때 SNS에 식단 계정을 만들었다. 공개적으로 식단을 올리면 내 식사에 대한 책임감이 느껴진다. 다이어트한다고 함부로 아무거나 먹고 올릴 수가 없었다. 일단 먹는 걸 뭐든지 사진으로 찍었다. 몇 시에 뭘 먹었는지 사진을 보며 하나도 빠짐없이 적었다. 식사 일기를 쓸 때 중요한 것은 식사 시간 기록이다. 규칙적인 식사 시간을 정해 올렸다.

식사일기는 여러모로 나의 식습관을 고쳐주었다. 프라이팬째, 냄비째 놓고 먹는 일부터 없어졌다. 이렇게 성의 없이 아무렇게나 먹었다고 생각하니 스스로가 안쓰러웠다. 예쁘게는 아니더라도 그릇에 깔끔하게 옮겨 담으니 훨씬 나았다. 내가 나를 대접하고 있는 것이다. 작은 것에서 자존감이 올라간다. 식탁 치우면서 남은 음식 처묵처묵, 한군데 모아 볶아먹으며 때우는 일이 없어졌다. 남들을 위해서는 잘 차려주면서 나를 위한 요리에는 인색했다.

그릇에 옮겨 담아도 사진으로 찍으니 음식의 색깔도 중요했다. 온통 하얗거나, 시뻘건 음식을 찍으니 맛없어 보였다. 이왕이면 색깔도 골고루 예쁘게 담은 음식이 보기 좋았다. 맛도 훨씬 좋았다. 장을 볼 때도 신경 써서 다양한 색깔의 채소를 샀다. 무의식적으로 음식을 입에 넣는 습관도 사라졌다. 맛만 본다고 한 입만 하는 음식들도 사진으로 찍어야 하니 나중에는 귀찮아서라도 안 먹게 되었다. 보이지는 않지만 보는 눈이 있다는 건 긴장감을 준다.

대회 준비하면서 식단일기를 올리니 응원의 댓글들이 달리기 시작했다. 내가 먹는 식단을 참고하여 다이어트를 하는 사람들도 생겼다. 그분들을 위해서라도 단백질, 탄수화물, 지방이 골고루 들어 있는 식단을 먹기 위해 애썼다. 아침에는 부드러운 계란찜, 오트밀, 아보카도로 가볍게 먹었다. 점심, 저녁은 푸짐한 채소를 곁들인 소고기, 닭가슴살을 주로 먹었다. 힘든 훈련으로 손이 덜덜 떨려 컵 잡을 힘이 없어도 내가 먹는 한 끼는 사진빨을 위해 신경 썼다. 덕분에 나의 불규칙하고, 아무렇게나 한 끼를 때우는 식습관을 고쳤다. 나를 위해 무언가를 하는 일이 의미 있는 일이 됐다. 나쁜 식습관을 버리고, 더 좋은 습관을 갖도록 도와준다.

식사일기를 쓰면 과식이나 폭식을 덜 하게 된다. 혹시 폭식하더라도, 칼로리 폭탄 음식을 먹어도 담담하게 받아들일 수 있다. 쓰지 않고 마음 속에 담아두면 많이 먹은 것에 대해 자신의 의지력을 탓하며 죄책감까지 느낀다. '난 틀렸어, 먹었으니 망했어.' 하며 포기하려 한다. 기록을 하다 보면 이런 부정적인 생각이 줄어든다. 쓰는 것 자체가 치유의 기능이 있다. 오늘은 이러했으니 내일은 잘해야겠다고 다짐한다. 나를 부정하기보다 긍정으로 끌고 간다. 마음이 안정된다.

식사일기를 쓰다 보면 음식 사진만 덜렁 올리지 않는다. 누구랑 먹었는지, 왜 먹었는지에 대한 이유도 몇 줄 쓴다. 누구랑 먹으니 행복했다. 우울해서 이걸 먹었다. 엄마가 해준 게 먹고 싶어 이걸 먹었는데 그 맛이 아니었다 등 자신의 기분이나 생각도 적는다. 먹는 게 개인의 감정과 많이 관련돼 있다는 걸 알게 된다. 심리학 박사인 수잔 앨버스의《감정 식사》에서는 음식과 감정과의 관계에 대해 설명한다.

"우리는 기분이 좋아서도 먹고, 기분이 나빠서도 먹는다. 음식이 마음을 달래주는 역할을 하면서 일명 위로 푸드Comfort Food를 찾게 된다. 그때 우리가 어떤 음식을 먹는다는 것은 그 음식을 선택한 나의 감정도 포함된다. 그런데 왜 우리는 항상 먹고 나서 후회하는 걸까?" 폭식이나 과식은 단순한 식습관의 문제가 아니라 이들의 뒤에는 언제나 정서적 문제가 숨어 있다는 걸 상담을 통해 밝혀냈다. 폭식의 배후엔 감정이 있다는 거다. 고개가 끄덕여진다.

우리가 스트레스를 받을 때를 생각해보자. 샐러드가 먹고 싶은가? 쉽게 답을 얻을 수 있다. 대부분 아닐 것이다. 슬플 때도 먹는다. 눈물, 콧물 짜면서 아이스크림을 통째로 퍼먹는다. 스트레스받으면 밥을 솥째 놓고 마구 비벼 먹기도 하고, 화가 나면 닥치는 대로 음식을 꾸역

꾸역 입에 집어넣는다. 우울하면 머리가 띵하도록 단것을 찾는다. 감정을 음식으로 해소하려는 것이다. 먹고 나서 몇 초 후면 바로 후회가 밀려온다. 걱정을 술로 달래는 것이 근본적인 해결책이 될 수 없듯이, 폭식이나 과식이 감정을 해소해주지 않는다.

다이어트는 몸과 마음이 함께 움직여야 이룰 수 있는 목표다. 영양가 있는 음식들을 알아보는 것도 중요하지만 내 마음의 상태를 알아차리는 것도 중요하다. 식사일기는 가장 빠르고 정확하게 감정 상태를 알아차리게 해준다. 식사일기를 적으면서 이걸 먹어 우울한 감정이 사라졌으니 내일도 또 먹어야지 하는 사람은 없다. 많이 먹었다고 자책하기보다 우울한 감정을 다른 방법으로 해소하려고 방법을 생각한다.

내가 식사일기를 매일 올리는 걸 SNS에서 본 친구는 자기도 해보겠다고 시작했다. 몇 주 지나 통화를 하는데 신기한 걸 발견했다는 듯이 흥분해서 떠들었다. "종일 적게 먹으려고 노력하고 안 먹는다고 생각했는데 드라마 보면서 먹는 군것질이 엄청 나더라구. 습관처럼 무의식적으로 먹다 보니, 먹는 걸로 치지도 않은 거지. 과자는 옆에 쌓아놓고, 쥐포도 구워 먹고, 팝콘도 튀겨 먹고 드라마 시작하면서 끝날 때까지 알차게 먹었더라. 살찌는 이유가 다 있었어." 많이 먹어서 후회한다기보다 식사일기 쓰기 전까지 그걸 많이 먹는다고 생각 안 했다는 거다. 드라마 두 편 보면 하루 노력한 게 말짱 도루묵이 되고 말았다.

식사일기로 문제점을 찾은 친구는 저녁 시간에 TV를 볼 때는 탄산수를 갖다 놓고 군것질 안 하려고 노력했다. 미리 든든히 저녁을 먹어 포만감이 오래가도록 했다. 정 입이 궁금하면 아몬드나 방울토마토를 먹었다고 한다. 앉았다 일어났다 반복하며 드라마를 보기도 한다. 식사일기를 제대로 활용한 셈이다. 저녁 시간대 무의식적인 군것질만 끊었는데도 몸이 가벼웠고 아침에 일어나면 몸이 팅팅 붓는 현상도 사라졌다고 했다. 식사일기로 식습관의 문제점을 발견하고 조절해나가는 걸 스스로 대견해했다.

식사일기를 부담스럽게 생각하지 말자. 처음에는 간단하게 기록하는 데 의의를 두고 시작한다. 그릇 신경 쓰고, 담는 모양 신경 쓰고, 예쁜 음식만 올리려 하면 시작이 어렵다. 식사시간을 적는 것으로 가볍게 시작한다. 어느 정도 익숙해지면 내가 먹는 한 끼에 어느 영양소를 보충해주면 좋겠다는 진단이 내려진다. 이 감정 상태로는 폭식으로 이어질 수 있으니 대체식품이나 좋아하는 취미에 몰입하는 대안을 세우기도 한다. 설사 야식과 폭식으로 이어졌다 해도 그때 먹어 즐거웠으면 그걸로 끝낸다. 후회와 질책보다는 다음날에 실수하지 않으려고 노력한다.

매일의 식사일기는 나를 돌보게 한다. 나의 식습관, 식사에 영향을 주는 것들, 먹을 때의 감정들을 관찰하게 한다. 이를 통해 나의 몸과 마음을 받아들이고 이해한다. 빨리 먹고, 대충 먹고, 조금 먹고, 급히 빼려는 조급함에서 벗어나 올바른 다이어트를 할 수 있다. 꾸준히 식사일기를 기록함으로써 자신이 달라지는 모습을 확인하자. 나를 사랑하는 자존감이 높아질 것이다.

핵심 정리

1. 식사일기는 식습관을 돌아보게 한다.

2. 식사일기를 쓸 때 몇 시에 먹었는지 시간을 기록하는 게 제일 중요하다.

3. 무엇이든 입으로 넣은 걸 기록한다.

4. 먹기 전에 음식 사진을 찍는다.

5. SNS에 식단일기를 올리면 자신의 음식에 좀 더 신경 쓰게 된다.

6. 식사일기를 쓰면 음식을 먹는 게 감정의 영향을 받아 결정된다는 걸 알 수 있다.

7. 식사일기는 폭식과 비만을 예방할 수 있다.

8. 식사일기는 식습관을 관찰하여 나 스스로 몸과 마음을 돌보게 한다.

수면 편

잘 자야 잘 빠진다

다이어트하면 흔히 철저한 식단, 꾸준한 운동을 떠올린다. 이에 못지않게 중요한 것 한 가지가 있다. '잠'이다. 규칙적인 식습관과 운동 습관을 갖고 있는데도 살이 잘 안 빠지는 사람은 잠을 충분히 잘 자고 있나 살펴볼 필요가 있다. 잠자는 시간은 하루 중 빈속으로 지낼 수 있는 가장 긴 시간이다. 음식 섭취가 부족할 때 지방이 타기 시작한다. 숙면을 취하는 동안 가장 활발히 지방 에너지가 쓰인다. 우리 인체는 신비한 것이 잠을 자는 동안 배고파서 깨지 말라고 식욕 억제 호르몬인 렙틴이 분비된다.

반면에 잠이 부족한 사람은 배고픔을 느끼게 하는 그렐린 호르몬이 과잉 생산된다. 잘 시간에 안 자고 있으니 저녁을 잘 먹었는데도 냉장고를 뒤지고, 군것질거리를 찾는다. 라면도 끓여 먹고 야식도 시킨다. 식욕을 이길 수 없는 그렐린이라는 호르몬이 분비되니 무슨 수로 본능을 이긴단 말인가? 먹었으니 당연히 체지방이 는다. 자는 동안 휴식을 취해야 할 소화기관은 일하느라 혹사당한다. 밤에 먹으면서 일한다고 효율성이 높지 않다. 깨어 있다는 마음의 위안일 뿐이다. 체지방 감량에 도움 되는 야식은 불행히도 없다. 그냥 자자. 다음날 일찍 일어나는 게 백번 낫다.

겨울잠을 자는 곰은 먹지도 않고 어떻게 살아갈까? 지방에서 나오는 케톤의 도움으로 산다. 몸속 영양분을 에너지로 바꿔주는 갈색 지방세포가 풍부하다. 긴긴 잠을 자며 에너지를 몸속의 지방으로 쓴 곰이 잠에서 깬 것을 TV에서 본 적이 있다. 비쩍 말라 있었다. 그렇다고 힘이 없어 비틀거리지 않는다. 먹을 것을 사냥하러 움직인다. 뼈와 근육이 손상된 게 아니라 지방이 탄 결과였다. 곰의 겨울잠이 부러운 순간이다.

수면은 하루의 컨디션을 좌우할 만큼 중요하다. 밤에 잘 못 자거나 늦게 자는 버릇이 들면 낮에도 몽롱한 정신상태로 지내고, 졸리다. 낮잠을 자도 개운하지 않고 찌뿌둥하다. 인슐린이 계속 분비되며 식욕이 증가하게 된다. 먹으면서 정신을 깨우려 한다.

가끔 칼럼을 쓰거나 잡지사 원고를 쓸 일이 생긴다. 마감을 철저히 지켜야 하는데 밤에 쫓기듯 써야 제맛이다. 이게 참 나쁜 습관인데 알면서도 안 고쳐진다. 마감 전날은 나름 집에서 하는 야근이다. 제일 먼저 전투 식량 준비하듯 간식거리를 준비한다. 1차로 당을 충전한 다음에 어느 정도 쓰다가 쉬면서 2차전을 한다. 헛헛해진 배를 꽤 부피감 있는 음식들로 채운다. 기분이 업 되어 원고를 완성하고 수정한다. 이메일 클릭하고 퇴고한 원고를 보낸다.

끝냈다는 시원함에 맥주 한 캔을 딴다. 안주도 빠질 수 없지. 밤새 혼자 파티한다. 다음날 땡땡하게 부은 얼굴로 일어나 후회한다. 몽롱함을 깨운다고 안 마시던 다디단 커피도 마시고, 나트륨과 MSG의 맛이 당겨 국물 요리에 밥도 말아 먹고, 디저트도 먹는다. 먹고, 먹고 또 먹고의 연속이다. 전날 숙면을 취하지 못한 벌이다. 판단력과 인내심이 떨어진다. 폭식에 취약하게 된다.

밤에 깊이 자지 못하면 간 역시 쉬질 못한다. 간은 몸속 독성 물질을 분해하면서 우리 몸의 면역 증강 인자를 만들어낸다. 하루 종일 해독하느라 바쁜 간은 할 일 다 하고 마지막에 한숨 돌릴 때에야 겨우 지방을 에너지로 만드는 일을 한다. 숙면의 시간은 지방이 타는 시간이다. 간이 지치면 인체의 모든 기관이 지치고 체중 감소 노력은 수포로 돌아간다. 간을 고단하게 하는 건 과식뿐 아니라 잠을 안 자는 것도 포함된다.

성장 호르몬은 우리가 잠을 자는 동안 분비된다. 아이들에게 일찍 자고 일찍 일어나라는 말은 아주 타당한 말이다. 자는 동안 쑥쑥 큰다. 성장 호르몬은 세포를 재생하고 지방을 분해하는 일을 한다. 그런데 잠을 안 자고 밤의 향연을 즐기다 보면 지방을 태울 수 있는 좋은 기회만 날려버리는 셈이다.

피트니스 대회를 위해 본격적인 다이어트에 돌입했을 때, 평소에 안 하던 생활패턴에 강도 높은 운동을 하다 보니 밤에는 그냥 쓰러져 잤다. 그전에는 일찍 자려고 하지도 않았고, 잔다고 침대에 누워 있어도 책도 읽고, 스마트폰 붙들고 한두 시간 흘려보내기 일쑤였다. 자고 일어나면 덜 잔 거 같고, 안 잔 거 같고 몸이 무거웠다. 운동 때문에 뜻밖에 규칙적으로 7시간 정도 숙면을 취하고 나서는 확실히 달랐다.

피곤해서 아침에 눈 뜨기 힘들 것 같았는데 오히려 잘 일어났다. 살이 쏙 빠지는 느낌이 들었는데 이게 실제로 지방이 타는 거였다. 지방이 타는 걸 느껴본 분들은 알 거다. 그 찌릿찌릿한 느낌. 잘 잤을 뿐인데 뭔가 뱃속에서 쑥 빠져나가면서 슬림해지는 기분. 아침에 최상의 컨디션이 된다. 뱃속이 더부룩하고 아랫배가 불룩해진 느낌으로 맞는 아침과 차원이 다르다.

배고프니 자연스레 아침을 챙겨 먹고 규칙적인 식사가 이어진다. 그때는 수면이 다이어트에 좋다 나쁘다는 걸 몰랐다. 규칙적으로 먹고,

운동하고 자는 생활패턴이 생기면서 잠의 중요성을 깨달았다.

숙면은 만병의 근원인 스트레스를 해소할 수 있는 효과적인 방법이다. 잘 자고 일어나면 스트레스로 예민해진 몸과 마음이 풀린다. 안석균 세브란스병원 정신건강의학과 교수는 잠과 스트레스의 관계에 대해 이렇게 설명한다. "극심한 스트레스에는 잠이 보약이다. 스트레스를 받으면 나쁜 반응물질이 나와 뇌를 공격하고 당뇨병이나 고혈압 같은 만성질환, 장기적으로 치매까지 일으킬 수 있다. 마땅한 대처법을 모르겠다면 잠을 자라고 조언한다. 스트레스는 결국 자신의 감정 상태를 잘 이해하고 표현하는 것에서 시작한다."

수면은 다이어트뿐 아니라 삶의 질에 영향을 미친다. 어려운 일을 극복하는 데 필요한 강력한 회복제가 된다. 잠이란 출구를 통해서 생활의 무게를 잠시 내려놓자. 숙면을 취함으로 정신적인 안정상태를 효과적으로 유지할 수 있다. 시달리고 지치고 힘든 우리의 마음을 숙면으로 새롭게 리셋하자.

핵심 정리

1. 잠을 자는 동안 지방 에너지가 쓰이며 살이 빠진다.

2. 잠을 자는 동안 식욕 억제 호르몬인 렙틴이 분비된다.

3. 잠을 자는 동안 성장 호르몬이 분비된다. 세포를 재생하여 노화를 늦추고, 지방을 분해하는 일을 한다.

4. 수면은 스트레스를 해소하는 데 효과적이다.

제때 자고 제때 일어나는 규칙적인 생활이 답이다

"하루를 통틀어 가장 활동하기 좋은 시간대라는 것은, 물론 사람에 따라 다르겠지만 내 경우 그것은 이른 아침의 몇 시간이다. 그 시간에 에너지를 집중해서 중요한 일을 끝내버린다. 그 뒤의 시간은 운동을 하거나 잡무를 처리하거나 그다지 집중을 필요로 하지 않는 일들을 처리해 나간다. 해가 지면 느긋하게 지내며 더 이상 일은 하지 않는다. 책을 읽거나 음악을 듣거나 하며 편히 쉬면서 되도록 빨리 잠자리에 든다." 무라카미 하루키의 《달리기를 말할 때 내가 하고 싶은 이야기》에 나오는 구절이다.

몽환적이고, 현실과 초현실의 경계를 자유롭게 넘나들며 거침없이 표현하는 작가의 생활치곤 꽤나 단순하고 규칙적이고 느

순하다. 하루키는 글 쓰는 삶을 지독히 사랑하는 사람이라는 생각이 든다. 좋아하는 일을 더 잘하고 오래하기 위해 그는 밤이 주는 유혹을 단호히 거부한다. 일찍 일어나서 집중해서 글 쓰고 운동하고 시간이 지날수록 느긋한 여유를 부리다 일찍 잔다. 의사들이 보면 엄지를 척 들어 올릴 것이다.

나는 이 대목에서 하루키가 쓴 '되도록 빨리 잠자리에 든다'를 눈여겨본다. 하루키가 하루를 온전한 에너지로 쓸 수 있는 비결이 이것 때문이 아닐까? 글 쓰고, 달리고, 밥 먹고 온통 혼자 하는 것뿐이다. 보이지 않는 독자들과의 정신적 교류만 있을 뿐이다. 고독과 외로움을 밤의 사교로 달래려 하지 않는다. 숙면을 통해 하루를 충만한 에너지로 채우는 걸 기꺼이 선택한다. 그 온전한 에너지로 자신만의 창작 세계에 몰입하는 희열을 만끽하는 삶을 살아간다.

프리랜서라는 일이 겉으로 보기에는 참 멋지다. 일하고 싶을 때 일하고 쉬고 싶을 때 쉰다. 그렇게 되기까지는 엄격한 자기 통제가 필요하다. 자기 통제에는 정신적 에너지가 필요하다. 우리의 에너지 저장고는 언제든 꺼내쓸 수 있을 만큼 무한정 샘솟지 않는다. 추억의 오락실 게임 중에서 스트리트 파이터라는 게임이 있다. 상대편을 골라 에너지 떨어질 때까지 싸우는 거다. 상대에게 얻어맞거나, 시간을 끌면 스크린 위의 에너지 게이지가 팍 줄어든다. 빨갛게 변하며 경고를 보내면

곧 캐릭터가 힘이 없어 비실거리다 죽는다.

게임 에너지를 영원히 쓸 수 없는 것처럼 우리 몸도 피곤할수록 에너지 게이지가 소진된다. 에너지 부족으로 우리는 자신의 통제력을 잃게 된다. 충동에 쉽게 무릎을 꿇는다. 주의는 산만해지고 판단력이 흐려진다.

수면 시간은 개인마다 다르다. 하루에 5시간만 자도 괜찮은 사람이 있는가 하면, 어떤 사람은 9시간 이상 자야 하는 사람도 있다. 자신에게 적절한 수면 시간은 다음날 낮에 아무런 일도 하지 않고 있을 때 졸리지 않을 정도의 수면이다. 서울 수면센터 한진규 원장은 "숙면을 위해서는 세 가지가 충족돼야 한다. 첫 번째는 충분한 수면시간으로 성인 기준 7시간 30분을 자야 하고, 두 번째로는 수면 리듬이 잘 지켜져야 하는데, 밤 12시 이전에는 자야 한다. 마지막으로 가장 중요한 사항이 수면의 질이다. 자는 데 20분 이상 걸린다거나 원치 않는 시간에 깨거나, 아침에 개운치 않다면 수면이 질이 떨어진 상태"라고 말했다.

편안한 잠이 몸을 건강하게 한다는 사실을 모르는 사람은 없다. 매일 자는 잠인데 많은 전문가는 잠이 보약이라고 말한다. 프랑스의 사상가인 볼테르는 잠에 대해 이렇게 말했다. "신은 현세에 있는 여러 가지 근심의 보상으로서 우리에게 수면과 희망을 줬다."

수면은 신체를 회복시키고 에너지를 보존하고 기억을 저장하는 역할을 한다. 수면은 기억력에 큰 영향을 준다. 잠을 잘 못 잔 상태에서 하루를 보낼 때 쉬운 단어도 생각이 안 나 말을 더듬어본 경험이 있지 않나? 그거 뭐지? 그거 있잖아? 를 연발한다. 수면 단계에서 우리 뇌는 습득한 기억을 정리하고 분류한다. 장기 기억 저장소에 보내고 기억의 연결망을 짠다. 수면을 취해야 필요한 정보를 저장하고, 오랫동안 기억할 수 있는 것이다. 수면이 부족하면 뇌 속 치매 유발 물질이 늘어나 인근 뇌 신경세포와 신경회로 손상을 일으킬 수 있다는 연구 결과가 나오기도 한다.

8시간의 수면시간 동안 120kcal가 소모된다고 알려졌다. 잠자는 동안에는 신체 에너지를 보존하게 된다. 잘 자고 일어난 후 곧바로 신체 활동을 할 수 있는 것도 수면시간 동안 충분히 에너지를 보존했기 때문이다. 바쁜 현대인들은 자신의 목표를 성취하기 위해 "이제부터 잠을 줄여야겠어."라는 말을 자주 한다. 깨어 있는 시간을 효율적으로 쓸 생각을 해야 한다. 24시간 이상 잠을 자지 않으면 혈중 알콜 농도 0.1%의 상태와 같다는 연구도 있다.

잠을 무조건 많이 잔다고 해서 건강에 좋은 건 아니다. 수면 부족도 문제지만, 과다 수면은 치매, 심장 질환, 우울증의 발병 위험을 높인다. 아무 의욕도 없이 잠만 자려고 하는 사람은 주의 깊게 관찰할 필요가 있다.

수면시간보다 더 중요한 건 수면의 질이다. 단순히 오래 자는 것보다 질 좋은 수면을 취해야 잠의 효능을 제대로 볼 수 있다. 잠의 질을 높이기 위해서는 규칙적인 생활 패턴을 갖도록 노력한다. 낮에 너무 피곤하면 낮잠을 자되 20분을 넘기지 않도록 한다. 전문가들에 따라 달리 얘기하지만, 밤에 잠을 자지 못해도 침대 밖으로 나와 TV나 책을 보는 일은 안 하는 게 좋다. 근육이나 다른 장기들은 쉬게 해줘야 하지 않을까?

자려고 누우면 정신이 말똥거려 잠이 빨리 안 든다는 경우도 많다. 나도 그랬는데 15분짜리 영상을 틀어놓고 자봤다. 그날도 난 잠을 빨리 못 들었다고 생각했는데 15분짜리 영상의 뒷부분 내용이 하나도 기억이 안 나고 영상이 언제 꺼졌는지도 모르겠다. 15분 안에 잠든 셈이니 제시간에 잠이 든 거다. 자신의 수면에 대해 부정적으로 생각하는 습관도 바꿔야 할 필요가 있다.

하루키처럼 일찍 잠자리에 들어 잠을 깊이 자보자. 온전한 에너지로 하루를 살다 보면 누가 알랴. 하루키를 능가하는 업적을 낼지.

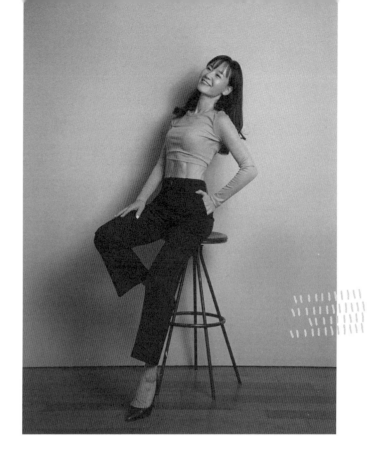

핵심 정리 ───

1. 적정 수면 시간은 사람마다 다르다. 평균 수면 시간은 약 구시간 30분이다.

2. 밤 12시 이전에는 무조건 잠자리에 들어야 한다.

3. 수면은 신체를 회복시키고 에너지를 보존하고 기억을 저장하는 역할을 한다.

4. 수면 시간보다 더 중요한 건 수면의 질이다. 규칙적인 생활패턴을 갖도록 노력하자.

3부 50. 몸 만들기 프로젝트

숙면을 돕는 수면 습관

아리아나 허핑턴은 《수면 혁명》이라는 책에서 잠의 중요성을 강조한다. 근본적으로 인간은 잠이 필요하고, 인간은 잠이라는 행위를 존중해왔다는 것이다. 그럼에도 불구하고 성공을 쫓는 바쁜 현대인들에게 잠은 사치라고 여겨진다. 빨리 목표에 도달하는 필요조건은 남들 잘 때 깨어 있는 것이라고 종용한다. 수면 부족이 일상화되고 있다.

허핑턴 역시 성공을 위해 잠을 포기했었다. "남들이 부러워하고 나도 만족할 수 있는 모든 성공을 이루었고 안정과 균형을 이뤄가는데, 왜 항상 불안하고 피로하고 스트레스 속에서 나는 살아야 할까?" 그녀는 이 질문에 스스로 답을 발견한다. "내가 잠과 정상적인 관계를 맺지 못하고 타협을 했기 때문"이라고 밝혔다.

충분한 잠을 보장해주지 않는 현대 사회를 살다 보면 결국 잠을 제대로 자는 일이 어렵기만 하다. 규칙적 식사가 중요한 것처럼 규칙적으로 자는 것도 중요한데 젊은 시절 수면의 중요성을 간과한 것도 하나의 원인일 것이다. 한국인의 평균 수면 시간은 6.8시간으로 OECD 회원국 중에서 두 번째로 일을 많이 하고 적게 자는 나라로 꼽힌다. 아침에 이불을 박차고 일어나기 힘들고, 온종일 졸리거나 멍하게 보내는 사람이 많다.

중년으로 접어들수록 여기저기서 잠을 잘 못 자겠다, 잠이 안 온다라는 수면장애를 겪는 소리가 많이 들린다. 대한수면학회 김성완 회장은 "나이가 들면서 자율 신경계 및 호르몬 변화가 진행되면서 수면 일주기 리듬에 변화가 생겨 수면장애가 증가하게 된다."고 말한다. 수면이 부족하면 신체 건강이 망가진다. 특히 중년은 노화가 시작되면서 여러 질환이 생길 수 있다. 이 시기에 숙면을 취하는 일은 중년 건강의 첫걸음이라 해도 지나치지 않다.

숙면을 돕는 수면 습관을 기르도록 노력한다면 잠자리의 불청객인 불면증 해소에도 도움이 될 것이다. 우선 잠자리에 들면 걱정이나 스트레스를 내려놓아야 한다. 걱정이 많으면 밤에 잠이 오지 않는다. 생각이 꼬리에 꼬리를 물고 이어지는데 대부분 부정적인 결론으로 이어진다. 자다가 벌떡 일어나기도 한다. 갱년기를 겪으면서 불면증을 경험해봤다. 갱년기 전에도 "어제 잠을 제대로 못 잤어."라는 말을 자주 했었다.

잠자리에 누우면 오만가지 생각을 하는 것부터 버려야 했다. 뇌를 백지상태처럼 만들어야 한다. 습관을 들이니 가능했다. 아무 생각 안 하는 것도 훈련에 의해 고쳐질 수 있다는 게 신기했다. 편안히 누워서 뇌에 몸을 맡기고 진공상태 같은 느낌이 든다고 하면 이해가 쉽게 될 수 있을까? 뇌에 아무것도 없는 것, 그 느낌을 가지면 스르르 잠이 오는 걸 알아차린다. 자는 건지 깨어 있는 건지 아리까리한 수면의 1단계인 선잠 상태다. 곧 깊은 잠을 잘 자겠구나 안도감이 든다. 숙면에 대한 걱정이 없어진다. 침대에 누워 몸과 마음을 이완시켜 노골노골하게 만들고 종일 시달렸던 뇌를 비운다. 뇌의 디톡싱 시간이라는 마음으로 훈련해보자.

잠이 안 올 때는 억지로라도 자야지 하는 생각을 버렸다. "코끼리 생각하지 마."하면 안 떠올리려 해도 코끼리가 생각나는 것처럼, 자야 된다는 강박관념은 잠에서 멀어지게 할 수 있다. 수면이 중요하지만, 삶의 중심에 놓고 기준점으로 삼으면 숙면을 취하기 어렵다. "하루에 최소한 7시간은 자야 돼.", "제대로 못 잤으니 오늘 하루 망치겠네." 라는 잠에 대한 강박들은 수면에 방해가 된다. 잠을 깊게 자지 못한 것에 너무 요란을 떨지 말자. 불면증이 길어지면 문제지만, 하루 이틀 못 잤다고 큰일이 나는 건 아니다. 낮에 일어난 사소한 실수도 모두 "잠을 못 자서 그래." 탓으로 돌리지 않아야 한다. 다른 이유도 있을 테니 말이다.

사실 잠에 대해서는 나도 이러쿵저러쿵 할 처지가 아니다. 글 쓰는 사람들은 작업 시 밤에 각성 스위치 켜는 걸 좋아한다. 원고는 밤에 써야 집중도 잘 되고 머릿속이 활발히 움직인다고 굳게 믿고 작업했다. 나이가 들고 갱년기 증상을 겪고 나니 절대 아니다. 무슨 수로 본능을 거스르며 버틴단 말인가? 불면증이 찾아오고 우울감이 찾아오고, 피부는 까칠해진다. 반갑지 않은 손님들만 잔뜩 찾아온다. 나름의 수면 습관으로 숙면할 수 있는 방법을 찾아 다행이다.

운동하면서 숙면에 많은 도움을 받았다. 운동을 본격적으로 할 때는 침대에 눕기만 하면 그냥 쓰러져 잤다. 운동 자체가 스트레스 해소에도 좋고 규칙적으로 한다면 건강한 수면 습관을 유지할 수 있다. 단, 취침 전 두 시간 전에는 운동을 끝내는 게 좋다. 잘 시간이 가까울 때 운동하면 뇌가 흥분 상태가 되어 숙면을 취하지 못할 수 있다.

잠자리 들기 전 식사 간격도 최소한 두 시간 간격은 두는 게 좋다. 너무 배부른 상태는 수면을 방해할 수 있다. 저녁 시간에 먹는 자극적인 음식들, 맵고 짜고 단 음식들은 몸이 쉽게 소화하지 못해 수면을 더 힘들게 한다. 마지막으로 먹는 저녁 식사가 수면의 질을 결정지을 수 있다. 채소와 단백질 위주로 가볍게 먹자. 적당한 공복감이 숙면에 도움이 된다.

자기 전에 간단한 스트레칭을 하면 근육이 이완되며 잠자리에 편하게 들 수 있다. 최근에 취침 전 스트레칭을 몇 주 해봤다. 글을 쓰다 보니 한쪽 어깨도 아프고, 허리도 아프고, 손목도 아프다. 아주 간단한 몇 가지 동작들만 5~10분 정도 한다. 쭉쭉 펴주는 기지개부터 고양이 자세, 코브라 자세 한 번씩 하면 손가락 하나 까딱할 힘이 없던 몸이 시원하고 좋다. 잠자리에 들면 빠르게 숙면 모드 돌입이다. 스트레칭 자체도 숙면에 도움이 되겠지만 이걸 하면서 몸은 이제 곧 자겠다라는 걸 인식하는 것 같다.

침대에 눕기 전에 자신만의 조용한 리추얼을 하나쯤 만들어보자. 아로마 향을 베개에 톡톡 뿌리거나 책을 읽거나 명상하거나, 족욕을 하는 등 자신의 취향에 따라 골라보자. 몸과 마음의 긴장을 풀고 하루의 일상을 털어내는 습관은 우리 몸을 건강한 숙면으로 이끌 것이다.

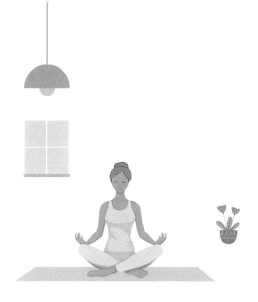

핵심정리 ────────────────────────────────

1. 숙면은 중년 건강의 첫걸음이다.

2. 숙면을 돕는 수면 습관도 노력하면 길러진다.

3. 규칙적인 운동은 숙면에 도움이 된다.

4. 잠들기 두 시간 전에 저녁을 끝내자. 적당한 공복감은 수면에 도움을 준다.

5. 침대에 눕기 전 스트레칭, 요가, 명상, 독서 등 몸과 마음을 풀 수 있는 자신만의 조용한 리추얼을 만들자.

   몸이 이제 잘 시간인가보다 알 수 있도록 하는 리추얼이다.

6. 뇌를 백지상태로 만든다는 기분으로 몸을 이완시켜 편안히 눕는다.

7. 잠을 자야만 된다는 강박에서 벗어나자.

8. 잠자리에 들면 걱정이나 스트레스는 내려놓아야 한다.

수면파 VS 올빼미파

성공을 위해서 잠을 줄여야 할까? 깨어 있는 시간에 효율을 높여 일하는 것과 잠을 줄여서 더 많은 일을 하는 것 중 어느 쪽이 더 생산적일까? 발명왕 에디슨은 하루 3시간밖에 안 잤던 것으로 유명하다. 그는 수면이란 원시시대부터 시작된 나쁜 습관이며 시간을 좀 먹는 벌레라고 말했다. 나폴레옹도 하루 세 시간만 잔 걸로 유명하다. 참모들이 참 피곤했을 거 같다.

반대인 사람도 있다. 대표적인 인물이 아인슈타인이다. 아인슈타인은 하루 열 시간을 잤다. 생전에 그는 "최선을 다하는 하루를 보내기 위해서는 하루에 열 시간을 충분히 자야 한다"고 습관처럼 말했다. 그가 발표한 상대성 이론도 침대 속에서 퍼뜩 스친 발상이었다고 한다.

조금 잤든 많이 잤든 위인들은 그들의 삶에서 자신의 능력을 충분히 발휘했다.

사람마다 수면의 생체시계가 다르다. 성인들의 적정 수면시간은 평균 7.5시간이다. 여기서 4~5시간의 수면이 적절한 사람도 있고, 9시간 자야 적절한 사람도 있다. 잠자는 시간도 유전자에 의해 결정된다고 한다. 우리 집 사람들은 다 잠이 없다고 하는 집은 적게 자도 끄떡없을 만큼 유전인자가 강한 집안일지도 모른다. 보통 아침에 기분 좋게 일어나 하루 내내 졸리지 않은 정도가 자신에게 적절한 수면 시간이다.

평소에 자신의 적절한 수면시간을 알고 유지해야 한다. 8시간은 자야 다음날 잘 생활할 수 있는 사람이 5시간만 자고 일하거나 공부하게 되면 낮에 어떡하든 못 잔 3시간을 더 자려고 버둥거릴 거다. 노력으로 줄일 수 있는 수면시간은 최대 30분 정도다. 적정 수면시간을 못 지킨 잠은 빚으로 쌓여 일주일 후에는 온종일 늦잠을 잘 확률이 크다. 깨어 있는 시간에 최대한 집중력을 발휘할 수 있는 수면시간을 체크해보자. 수면시간은 사람마다 다 다르다. 6시간 잤을 때가 가장 집중력이 좋았다고 하면 6시간, 아인슈타인처럼 10시간은 자야 집중력이 좋다하면 10시간이 자신에게 맞는 수면의 양이다.

수면의 양을 찾았으면 본인에 맞게 잠자리에 드는 시간대를 찾는 일 또한 중요하다. 자신의 적정 수면의 양이 8시간이라고 찾았으면 다음에는 몇 시에 잠들어 몇 시에 일어날 것인가를 결정해야 한다. 잠이 잘 오는 시간에 자서 8시간 후에 일어나면 된다. 오전 7시에 일어나야 한다면 최소한 밤 11시경에는 잠자리에 들어야 한다. 8시간을 자야 하는데 11시에 잠이 오지 않으면 수면의 리듬을 조절해야 한다.

새벽 1시에 잠이 온다면 일찍 누워봤자 못 잔다는 강박만 생긴다. 이럴 때는 낮에 햇빛을 받으며 산책이나 운동을 한다. 잠자리에 들기 전 격한 운동은 삼간다. 카페인이 든 음료를 마시거나 컴퓨터를 붙들고 있는 것도 하지 말아야 한다. 수면을 이끄는 멜라토닌 호르몬이 억제되어 숙면을 취할 수 없게 된다.

자신에게 맞는 수면의 양과 숙면을 취할 수 있는 시간대를 찾아 깨어 있는 시간을 효율적으로 쓰는 게 성공의 지름길이다. 에디슨이 세 시간 잤다고, 아인슈타인이 열 시간 잤다고 무작정 따라 하는 건 나에게 무의미하다. 잘 시간이 없다고 투덜거리는 건 책 읽을 시간이 없다는 것과 같다. 만들면 다 있다. 스마트폰만 손에서 놔도 널린 게 시간일 거다.

미국 허핑턴 포스트는 "성공한 사람들의 성공 비결은 다름 아닌 숙면"이라며 잠의 중요성을 강조했다. 마이크로소프트 창업자 빌 게이츠는 평소에도 수면의 중요성을 강조한다. 재산이 약 96조 원으로 하루 평균 125억 원 정도를 버는 기업가인 빌 게이츠는 매일 일곱 시간씩 충분한 잠을 자는 수면파이다. 그는 "잠을 이 정도도 못 자면 창조적인 상태가 절대 될 수 없다."고 평소에도 습관처럼 말한다.

허핑턴 미디어 그룹 회장인 아리아나 허핑턴은 스트레스와 번아 웃으로 사무실에서 쓰러져 광대뼈가 부러지는 중상을 입었다. 그 후 자 신이 정말로 성공한 삶을 살고 있는지 자문하게 되었고 피곤과 스트레 스의 원인을 수면 박탈에서 찾았다. 그 후 그녀는 허핑턴 포스트 편집 장직을 사임하고 숙면 캠페인 사업에 몰두한다.

그녀에게는 숙면을 위한 까다로운 절차가 있다. 암막 커튼을 쳐 완벽한 암흑을 만들고 잠들기 전에는 스마트폰을 끈다. 충전 중인 전 자제품을 전부 방 밖으로 옮긴다고 한다. 허핑턴은 "수면은 역량을 높 이는 도핑 약물로 봐야 한다."라고 말할 정도로 숙면의 열혈 지지자다. 진정으로 잘 살고 싶다면 숙면시간을 충분히 확보하라고 단언한다.

투자의 귀재로 알려진 워런 버핏도 수면파다. "잠을 자면 또 다 른 수익이 생긴다."고 말할 만큼 수면을 중시했다. 한 회사를 방문했을 때 피곤해하는 직원들에게 집에 가서 편하게 자고 업무는 내일 다시 보 자고 한 일화가 있을 정도다. 세계적인 기업 아마존의 회장인 제프 베 조스도 여덟 시간 숙면을 취할 때 나는 가장 능률적으로 일을 할 수 있 다고 강조한다.

반면에 에디슨과 같은 올빼미족 명사들도 많다. 철의 여인으로 불렸던 영국의 총리 마가릿 대처 여사는 하루 4시간 정도만 잔 것으로 유명하다. 대처의 후임으로 총리가 된 존 메이저는 대처보다 오래 자면서 국정을 제대로 수행할 수 있겠냐는 비난을 받기도 했다. 2차 대전을 승리로 이끈 윈스턴 처칠도 올빼미족인데 낮잠 두 시간을 자고 밤을 새워 몰아쳐 일하기로 유명했다. 레오나르도 다빈치는 독특한 수면법을 가졌다. 한 번에 오래 자는 것이 아니라 여러 차례 나눠 토막잠을 잤다고 한다.

수면파와 올빼미파 중에 나는 어디에 속하는가? 내가 너무 조금 자나? 많이 자나? 고민하지 말고 나에게 맞는 수면의 양과 잠자리에 드는 시간을 찾아내는 게 먼저다. 위인들이 자기에게 맞는 수면법으로 자고, 깨어 있을 때는 집중해서 일하고 성공한 것처럼 말이다.

현대인들은 정신없이 바쁘게 산다. 해결해야 할 일이 늘 산더미다. "오늘 밤샐 거야."를 거리낌 없이 선택한다. 해야 할 일 목록 중에 잠은 안중에도 없는 거다. 목표를 달성하기 위해서는 수면 부족이나 스트레스는 어느 정도 동반해야만 한다는 의식이 암묵적으로 사회에 깔려 있는 것도 문제다. 당장은 성과를 낼 수 있을지 모르나 나중에 피로와 스트레스가 눈덩이처럼 커져 더 큰 병으로 되돌아올 수 있다. 시간은 금이라는 말은 깨어 있는 시간만 중요한 것처럼 느껴진다. 이제부터 수면은 금이다로 마음속에 새겨보자.

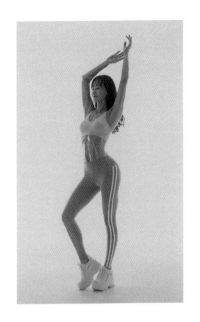
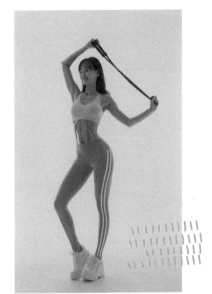

1. 자신에게 맞는 수면의 양을 찾아보자.

2. 낮에 졸리지 않고 온종일 효율적인 시간을 보낸다면 그것이 자신에게 적합한 수면시간이다. 전날 총 몇 시간을 잤는지를 기준으로 정한다. (6시간, 7시간, 8시간 등)

3. 몇 시에 취침할지 자신에게 맞게 잠자리에 드는 시간도 정해야 한다.

미세먼지만큼 무서운 미세 수면

적정 수면을 취하지 못하면 수면에도 빚이 쌓인다는 사실을 아는가? 빚이 무서운 건 이자 때문이다. 수면 빚의 이자도 무섭다. 수면 빚이 계속 쌓이다 보면 어느 순간 '깜빡 존다'는 상황에 놓이게 되는데 이를 미세 수면Micro Sleep이라 한다. 깜빡 조는 것이지만 일반적으로 조는 것과는 차이가 있다. 교실이나 학원에서 공부하다 졸려서 깜빡 졸게 되면 수업이 끝나고 대부분 "수업 시간에 졸았어." 하며 졸았던 사실을 안다. 미세 수면 상태에 들어간 사람들은 자신이 졸았다는 사실조차 모르는 경우가 많다. 4~5초간 순간적으로 잠이 드는 것이다. 미세 수면은 운전 시 사고로 이어질 수 있어서 매우 위험하다.

지금 생각해도 등골이 오싹해지는 미세 수면을 한번 경험했다.

그때를 생각하면 지금 멀쩡히 살아있는 거에 감사하다. 추석 즈음, 웬만한 고통은 즐기는 수준으로 꾹 참는 남편이 고통을 호소하며 데굴데굴 굴렀다. 응급실을 갔더니 쓸개에 담석이 생겨 제거 수술을 해야 한대서 바로 입원했다. 하필이면 고3인 큰애 대입 원서 쓰는 첫날이었다. 원서 접수 첫날 입원해서 원서 접수 마지막 날에 퇴원했다. 그때 얼마나 힘들었는지 하루가 다르게 살이 쭉쭉 빠졌다.

새벽에 일어나 차례로 아이들 학교 보내고, 병원으로 출근하여 남편의 상태를 살피고, 큰애는 학교에서 택시를 타고 아예 병원으로 하교했다. 병원 휴게실에 놓인, 40분에 천 원 하는 열악한 컴퓨터에 붙어앉아 자소서를 썼다. 화질도 안 좋은 컴퓨터를 눈이 빠져라 들여다보며 학교별로 다른 요강들을 검토하며 하나씩 접수했다. 우편으로 보낼 원서들은 병원 우체국을 이용했다. 그리고 다시 학교로 가서 밤 12시까지 공부한다고 해서 끝나면 내가 다시 데리러 가야 했다.

저녁 때 집으로 돌아와 나머지 두 아이 챙기고 밤 11시에 큰애 학교로 출발하려는데 그날따라 너무 피곤했다. 유체이탈이 된 것 같이 멍했다. 이 상태로 운전을 하면 안 될 것 같다는 생각은 들었는데 밤 12시면 차도 끊기고, 택시를 타고 오라 하기도 꺼림칙해 운전대를 잡았다. 가는 건 어찌어찌 갔는데 문제는 올 때였다. 신호등의 불빛도 제대로 눈에 들어오지 않았다. 운전한 기억이 안 나는데 어느 순간 정신 차리고 보면 순간이동한 것처럼 얼만큼씩 와 있었다.

내가 졸았다는 기억도 없었다. 눈꺼풀이 무겁다거나 꾸벅거린 느낌이 전혀 없었다. 밤이라 차가 없어서 사고를 면했을 거다. 집에 오는 30분 정도의 시간 내내 순간 이동한 것 같은 느낌으로 왔다. 과속 방지턱도 속도를 줄이지 않고 넘으며 보도블록에 부딪힌 거 같은데 그냥 꿀렁한 느낌밖에 안 들었다. 다음날 아침에 차가 주저앉아 살펴보니 타이어가 쫙 찢어져 있었다. 섬뜩했다. 무슨 일이 있었는지 전혀 기억이 없었다.

누적된 피로에 잠도 제대로 못 자니 수면 빚이 쌓여 결국 일이 나고 만 것이다. 천만다행으로 사람은 안 다쳤지만 아찔한 순간이었다. 이 일을 겪고 난 후 잠이 부족하다는 생각이 들면 절대 운전대를 잡지 않는다. 새벽에 일이 있어 나갔다가 오후에 돌아올 때 피곤하면 졸리지 않아도 무조건 졸음쉼터나 고속도로 휴게소에서 10분이라도 눈을 붙인다.

미세 수면은 너무나 무섭다. 화물트럭이나 버스 등이 대형사고가 나는 경우 미세 수면으로 인한 사고가 상당수를 차지한다. 실제로 미 스탠퍼드대가 미세 수면 증상이 나타난 실험자들을 대상으로 눈앞에서 불빛을 여러 번 번쩍이는 실험을 했다. 여러 번 번쩍였는데도 전혀 알아차리지 못해 충격을 주었다. 고속도로에서 발생하는 졸음운전은 대부분 미세 수면 상태에서 일어난다.

수면 빚은 불면증이나 일시적인 수면 부족 현상이 아니다. 하루 이틀 잠 못 잔 거면 피로해도 버티지 못할 정도는 아니다. 장기간 수면 부족이 쌓이면 우리 몸은 빚을 빨리 갚으라고 독촉장을 보낸다. 집중력, 기억력, 인지력 저하가 일어난다. 뇌 기능이 나빠진다. 수면 빚은 건강한 삶을 유지하는 데 심각한 문제를 발생시킨다. 강동 경희대병원 신경과 수면센터 신원철 교수는 "정신이 산만해 병원을 찾는 아이 가운데 수면 부채가 심하게 쌓인 사례가 많다."고 말한다. 문제는 수면 빚을 안고 사는 사람들이 이런 빚이 있는지조차 모르고 지내는 경우가 많다.

돈을 꾸면 이자도 물고, 원금도 갚아야 하듯이 수면 빚도 갚아나가야 한다. 잠이 부족하면 빨리 갚으라고 독촉장을 내민다. 빚은 줄이는 게 아니라 없애는 거다. 삼성서울병원 신경과 주은연 교수는 "밀린 잠을 주말에 왕창 몰아서 자는 건 오히려 주말 이후의 수면 리듬을 깨뜨릴 수 있다. 다음날부터 매일 조금씩 빚을 갚아나가는 게 바람직하다."고 언급했다. 만일, 전날 잠이 부족하면 다음날 점심시간을 이용하여 20분 정도 쪽잠으로 일부 빚을 갚는다. 단, 낮잠을 오후 3시 이후에 자는 건 안 된다. 늦은 오후 낮잠은 그날 밤 수면을 방해한다. 다른 방법으로는 잠이 부족한 다음날부터 며칠 동안 평소보다 30분이라도 일찍 잠자리에 들어 빚을 갚아나가는 방법도 있다.

수면 빚은 있으나 수면 저축은 불행히도 없다. 많이 자두면 수면이 부족할 때 끌어쓰면 좋으련만 야속하게도 수면의 부족한 분량만 이 자로 쌓인다. 본인의 적정 수면 시간을 알면 빚 청산에 유리하다. 자고 일어났을 때 개운한 느낌이 들면 양질의 수면을 취한 거다. 그 수면 시간을 체크하면 본인의 적정 수면시간이 될 것이다. 7시간이 자신의 적정 수면 시간인데 5시간씩 일주일을 자면 14시간의 수면 빚이 쌓이는 거다. 이 수면 빚을 갚으려면 매일 한두 시간씩 일찍 잠자리에 들어야 한다. 그래도 잠으로 갚을 수 있다니 다행이다.

현대인은 잠을 푹 잘 수만 있다면 잠은행에서 대출이라도 받고 싶다고 한다. 시간에 쫓기고 잠을 줄여가며 격무에 시달리는 사람에게 잠을 대출해주는 '잠은행'이란 웹툰이 공감을 얻으며 디지털 무비로 만들어졌다. 부족한 잠을 대출받고, 프로젝트를 성공시키고, 주인공은 성공을 위해 계속 잠을 대출받다가 평생 자도 감당할 수 없을 만큼 이자가 불어난다. "대출은 갚을 수 있을 만큼만 하는 겁니다." 라며 수면 빚쟁이가 원금과 이자를 받기 위해 쫓아다니는 장면에서 등골이 서늘하다.

영화에서처럼 빚쟁이에게 쫓겨도 대출받은 걸 한꺼번에 갚으려고 주말에 몰아서 자는 것은 바람직하지 않다. 대부분 주말이 오면 긴장이 풀어져 10시간 이상 몰아 자거나, 불금 황토를 밤늦게까지 즐기고 일요일에 늦게 일어나는 걸 선택한다. 그리고 고통스러운 월요일을 맞이한다. 왜 많이 잤는데 이렇게 피곤할까 고개를 갸웃한다.

미국 펜실베니아 대학이 주말에 잠 몰아 자기의 효과와 부작용에 대한 연구를 진행했다. 주말에 8시간~10시간 정도를 충분히 잘 때 평소 6시간 잤을 때보다 혈중 스트레스 호르몬과 염증 수치가 절반 아래로 줄었다. 고혈압 위험도도 39% 낮아졌다. 좋은 효과가 있는 것이다. 그러나 주말에 10시간 이상 잠을 자면 뇌의 생체리듬이 깨지는 부작용이 발생했다. 생체리듬이 2시간 지연되면 오전 8시를 오전 6시로 몸이 인식하기 때문에 피로는 더 늘어난다. 약물 중독이나 우울증까지 이어질 수 있다. 주말이라도 평소 수면 시간을 2시간 이상 늘리는 것은 좋지 않다. 늦게 일어나기보다 자는 시간을 앞당기는 것이 좋다.

숙면은 건강한 삶의 필수조건이다. 나를 아끼는 만큼 숙면을 위한 노력을 꾸준히 해야 한다.

핵심정리 ────────────────────────────

1. 수면 빚은 적정 수면을 취하지 못할 때 수면에도 빚이 쌓이는 것을 뜻한다.

2. 미세 수면은 수면 빚이 쌓이면 어느 순간 폭발하는데, 미세 수면 상태에 들어간 사람들은 자신이 졸았다는 사실조차 모르는 경우가 많다.

3. 수면 빚도 갚아나가야 한다. 낮에 20분 내외의 쪽잠을 잔다든가, 평소보다 일찍 잠자리에 든다.

4. 수면 빚을 갚기 위해 주말에 몰아서 자더라도 반드시 10시간을 넘지 않도록 한다.

5. 수면 빚은 건강에 심각한 문제를 야기한다. 집중력, 기억력, 인지력 저하가 일어나고 뇌 기능이 나빠진다.

4부

50, 아름다워지는 시간

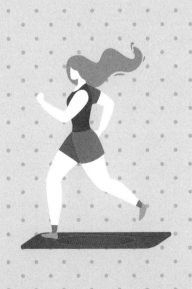

50이 어때서

이제 막 50대가 시작되었다. 앞으로 나의 인생에 어떤 그림을 그릴 수 있을까? 행복한 50대의 삶은 어떤 것일까? 마흔 중반부터 '나도 늙어가는구나.'하고 느끼는 순간이 늘면서 마음 한쪽이 울적해진다. 이제 아이들은 다 자랐다. 독립하여 집을 떠나기도 한다. 내가 아무짝에도 쓸모없는 사람같이 느껴진다. 병이나 노환으로 고생하는 부모님을 챙겨야 하는 상황도 온다. 친구와 슬픈 이별을 맞이하기도 한다. 어느새 50의 문턱을 넘어서며, 나도 모르게 '나는 누구지? 왜 이렇게 살고 있지?'라는 상실감이 밀려온다.

괜찮다. 50이 어때서. 이제껏 잘 살아왔다고 등을 두드려주는 나이다. 앞으로 잘 살라고 격려해주는 쉼표 같은 나이다. 나머지 인생 동안 내가 하고 싶은 걸 꿈꾸고 실행하기에 딱 좋은 나이다. 나는 50이 되니까 조금 숨통이 트였다. 직진으로만 달려왔던 30~40대보다 시간적 정신적 여유가 생겨서 좋았다. 젊은 시절처럼 나의 꿈, 성취, 정체성이 중요하게 다가왔다. 50에는 뭔가 새로운 시작이 있는 게 분명하다.

중년 여성들의 롤모델인 오프라 윈프리는 50대 이후의 인생을 이렇게 표현했다. "그 나이가 돼서도 자신을 확장하고 자아의 범주를 넘어서는 곳까지 도달하면서 좀 더 발전할 수 있다는 사실이 신기했다. 20대였을 때는, 그 나이(아마도 52세쯤)가 멋진 어른으로 어른다움이 완성되는 나이일 것이라고 생각했다. 그러나 세월이 지나감에 따라 50, 60, 70 나이들수록 점점 더 멋진 어른다움이 완성된다. 50대의 인생은 이를 일구어 나가며 멋진 어른으로 성장하는 기쁨을 누릴 수 있는 나이다." 나이를 먹어도 계속 추구할 게 있고 이뤄내면서 느끼는 성취감과 성장의 기쁨은 멈추지 않는다는 것이다.

나는 '당당하게 나이 먹자'고 주장한다. 나이 먹기는 마음먹기에 달려 있다. 나의 신체적 정신적 변화를 담담하게 받아들이자. 30대부터 단 몇 시간만이라도 나만의 시간을 갖고 싶다는 욕구는 50대를 기다린 꼴이 되었다. 아이 셋을 키우느라 허덕이던 나는 빨리 시간이 흐르는 수밖에 없다고 생각했다. 막상 50이 되어 갱년기라는 복병을 잠깐 만났지만, 꿈 많은 50대였기에 극복할 방법을 적극적으로 찾았던 것 같다. 운동으로 갱년기의 우울감을 잘 지나오면서 오히려 새로운 경험을 했다. 피트니스 모델이 되었고, 방송 출연도 하며 재밌는 인생을 보내고 있다.

50살부터 행복한 삶을 찾는 여행을 하는 거다. 내 마음속 깊은 곳에서 들리는 소리에 귀 기울여보자. 진정으로 되고 싶은 나는 누구인가? 철학자 스피노자는 '인간의 진정한 행복은 더욱 완성된 자기로 나아가는 과정'에 있다고 말했다. 완경 이후에 여성은 양육과 가사일에 대한 부담이 줄어들고, 가정에 대한 헌신과 희생이 중심이었던 삶에서 '나'를 중심으로 한 삶을 계획할 수 있다. 내가 스스로 선택한 일을 누구의 눈치도 보지 않고 즐겁고 당당하게 할 수 있다. 50살이 주는 가장 유쾌한 부분이다.

깊숙이 잠들어 있던 유전자 스위치를 켜자. 하고 싶었던 일, 언젠가는 해야지 하고 미루어두었던 일들이 켜질 것이다. 슬슬 시동을 걸고 운전할 준비를 하자. 아이들 초등학교 학부모로 만나 옆집에 살며 친하게 지낸 L 언니는 사람들만 보면 "밥 먹고 가."가 인사였다. 인사치레가 아니라 굳이 집까지 데려간다. 잘 익은 김치, 깍두기, 파김치, 깻잎과 즉석에서 찌개를 한 냄비 끓여 따뜻한 밥 한 그릇과 함께 차려 내오는데 그렇게 감동적일 수가 없다. 맛은 말해 무엇하리. 집은 늘 밥 먹으러 온 사람들로 버글거렸다. 사교의 장이었다. 다른 사람들이 자기가 한 음식을 잘 먹으면 그렇게 기분이 좋을 수가 없다는 거다.

아이들 생일 때는 손수 뷔페를 차려 삼십여 명의 손님을 가뿐히 치러낸다. 다들 재주가 아깝다고 요리 교실이라도 열라고 난리였다. 내가 그런 걸 어떻게 하냐고 손사래를 치더니 50 즈음에 결국 쿠킹클래스를 열었다. 나도 수강생으로 배웠다. 입소문이 나서 자리가 없어 대기해야 할 정도로 늘 북적거렸다. 지금은 자신의 꿈이 녹아 있는 자그마한 식당을 열었다. 조미료 하나 안 쓰는 엄마의 집밥 같은 음식을 먹을 수 있는 식당으로 제법 유명해졌다. 며칠 전 신문에 맛집으로 소개됐다고 기사를 보내와 기분 좋게 읽었다.

아이 때문에 못해, 자신 없어서 못해, 지금 일 벌이면 안 돼…. 여러 가지 이유로 미루었던 것들이 사실 진정으로 내가 하고 싶었던 일은 아니었을까? 다가오는 50 이후의 삶을 의미 있게 보내고 싶다는 생각은 꿈의 스위치를 딸깍 켜게 만든다. 당연히 시행착오도 겪지만 하나씩 해결해 나가면서 나를 성장시킨다. 우리가 이제껏 걸어온 길이 절대 하찮지 않다. 나를 당당히 표현할 수 있는 나이가 50이다. 50은 자유다.

완경기에 접어들 때 일을 하면서 오는 성취감과 보람은 여성의 행복을 좌우하는 핵심 요소가 될 수 있다. 50대에 생산적인 일을 하는 여성들은 그동안 쌓아왔던 인내와 경험을 바탕으로 훨씬 더 여유롭고 풍요로운 삶을 살 수 있다. 진정 내 일이 좋고, 그 일을 하는 내가 좋으면 긍정적 에너지를 발산한다. 힘들고 피곤해도 기꺼이 받아들인다. 내가 상상한 것보다 더 재밌는 삶이니까. 제2의 전성기다.

변화를 두려워하지 말자. 자기 자신이 뭔가 해내는 모습을 보면서 기분이 좋아진다. 나에게 조금씩 긍정적 변화를 주는 것만으로도 삶이 즐거워진다. 자기 효능감이 높아진다. 자기 효능감이란 자신이 어떤 일을 성공적으로 수행할 수 있는 능력이 있다고 믿는 기대와 심리를 뜻한다. 나의 능력에 관한 판단과 믿음이다. 자칫 우울하고 무력감으로 빠져들어 갈 수 있는 감정을 관리하는 데 큰 도움을 준다.

긍정적 태도와 목표 세우기만으로 인생이 저절로 굴러가지는 않는다. 일상의 자기 관리도 해야 한다. 근력운동, 요가, 수영 등 운동으로 신체건강을 지키고 규칙적인 식사, 숙면 습관을 기르며 정신건강에도 신경써야 한다. 작은 변화들을 습관화해서 나만의 성공 노하우를 쌓자. 작은 변화에서도 성장하는 나를 발견할 수 있다.

목표를 끝까지 해낸 이후에는 나를 위한 선물을 주자. 거창한 것 말고 소확행 정도면 충분하다. 작지만 확실한 행복이라는 뜻의 소확행이라는 말은 일본 작가 무라카미 하루키의 수필집 《랑겔한스섬의 오후》에서 나오는 말이다. 갓 구운 빵을 손으로 찢어 먹는 것, 서랍 안에 반듯하게 접어넣은 속옷이 잔뜩 쌓여 있는 것, 새로 산 정갈한 면 냄새가 풍기는 하얀 셔츠를 머리에서부터 뒤집어쓸 때의 기분이라고 쓰여 있다. 별것 아닌 일상이지만 정말 행복한 느낌이 들지 않는가?

목표를 세울 때는 긍정적인 문장으로 적는다. 예전에 어느 친척 집에 갔다가 그 집 아버지가 아들에게 해주고 싶은 말을 십계명처럼 적어 벽에 커다랗게 붙여놓은 걸 본 적이 있다. 맨 마지막 문장이 부정형으로 채워진 걸 보고 속으로 놀랐다. 모든 문장이 '~하지 않으면 ~해진다'였다. 끝의 서술어가 비참해진다. 가난해진다. 비굴해진다 이런 식으로 쓰여 있었다. 아버지의 심정은 알겠지만, 앞에 좋은 말은 하나도 생각나지 않고 20년이 지난 지금도 뒷부분의 부정적인 말들만 생각난다. 아들은 그 문구를 보기 싫었을 거 같다. 결과도 아버지가 바라는 대로 이루어지진 않았다.

책을 한 달에 열 권 읽는 목표를 달성했다면 보상으로 평소에 갖고 싶었던 문구류를 산다든가, 점찍어 놓았던 예쁜 서점으로 나들이 가서 차도 마시고 읽고 싶은 책을 사는 등의 소확행을 누리자. 생각만 해도 흐뭇해진다. 다이어트에 성공하면 평소에 사진으로만 보면서 입고 싶어 찜해두었던 옷을 산다든지, 한 달 동안 운동을 빠지지 않고 했으면 예쁜 운동복이나 가벼운 운동화를 사도 좋겠다. 자신에게 선물을 주는 것은 뭔가를 해냈다는 성취감과 일상의 활력을 준다.

나의 소확행은 한 작품의 마침표를 찍으면 영화나 뮤지컬을 보러 가는 것이다. 두세 달 동안 외출도 안 하고 도서관과 집을 뱅글뱅글

다람쥐 쳇바퀴 도는 것처럼 생활하다 영화관에 가서 남의 작품을 편안히 앉아 캐러멜 팝콘과 함께 감상하는 맛은 정말 꿀맛이다.

현재 목표를 수행하고 나면 그다음으로 집중할 수 있는 다음 목표를 미리 준비해두자. 첫 번째 목표 달성 후 후유증에 시달리다 해이해지지 않도록 하는 게 현명하다. 피트니스 대회를 나가고자 했을 때부터 이후의 나의 목표는 책을 쓰는 일이었다. 이 목표가 없었으면 운동도, 글 쓰는 일도 정체성 없이 방황했을 것이다. 천천히 꾸준히 나만의 페이스대로 즐기는 삶이 좋다.

자존감 높은 뉴노멀 중년

인생의 반을 돌아 거울 앞에 선 나의 모습은 왠지 초라하기만 하다. 하나둘 솟아나던 흰머리는 백발 마녀로 변해가고 눈가에는 주름이 자글자글하다. 몸은 여기저기 안 아픈 곳이 없고, 눈은 침침하고, 고왔던 피부는 까칠하다. 눈 깜빡할 사이에 나의 젊음은 사라지고 낯선 내가 보인다. 나의 손길 없이는 한시도 제대로 돌아가지 않던 집안은 주부로서의 분주함을 그다지 필요로 하지 않는다. 나 없이도 모든 게 잘 돌아간다. 마음 둘 곳 없이 휑하다. 나만 홀로 세상에 버려진 듯한 외로움이 밀려온다. 쓸쓸하다.

나를 사랑하자. 50까지 열심히 살아낸 것만으로도 우리는 언제나 옳다. 자존감은 나를 사랑하고 존중하는 마음이다. 내 존재 자체에 대한 믿음이다. 나의 인생 어느 시기에도 자존감은 중요하다. 나를 지지하고 받쳐주는 마음의 기둥이기 때문이다. 자존감은 나의 내면에서 나오는 힘이다. 자존감 높은 사람으로 살아야 한다.

　미국의 심리학자 너새니얼 브랜든은 《자존감의 여섯 기둥》이라는 책에서 자존감이 높은 사람들과 낮은 사람들의 특징을 설명한다. "자존감은 살아있다는 사실에서 느끼는 기쁨이 담긴 얼굴과 태도, 말하고 움직이는 방식에서 드러난다. 자존감은 비판을 받아들이는 열린 태도나 자신의 실수를 편안하게 인정하는 마음에서 드러난다. 자존감은 '완벽한 존재'의 이미지와는 무관하기 때문이다. 자존감이 높은 사람은 자신의 정신을 신뢰할 뿐만 아니라 삶을 운명적이거나 절망적인 것으로 여기지 않는다." 자존감은 상황에 흔들리지 않는다. 나를 믿는 든든한 내가 있으니까.

　반면에 자존감 낮은 사람들의 특징을 이렇게 설명했다. "자존감이 낮을 때 우리는 두려움에 쉽게 지배당한다. 스스로 자신을 평범하고 나약하며, 겁이 많고, 무능한 사람이라고 규정하면 그러한 자기 평가가 고스란히 자신의 행동에 나타난다. 낮은 자존감은 생각을 가로막을 뿐 아니라 왜곡한다. 낮은 자존감의 기반과 동력은 자신감이 아니라 두려움이다."

　자존감이 낮은 사람은 '남들이 어떻게 생각할까'가 자신의 말과 행동의 기준이 된다. 실패할 것이 두려워 도전을 회피한다. 기준을 남들의 시선으로 잡지 말고 '나'로 바꿔야 한다. 어떤 것을 도전할 때 "이것은 내가 진정으로 하고 싶은 것인가?"로 나의 내면에 질문을 던져야 한다. 자존감을 높이는 방법이다. 자존감이 높은 사람은 나 자신에게 많은 기회를 준다. 자존감은 겉이 아니라 속이다. 속으로 집중할 때 강해진다. 나 자신을 사랑하면 다른 사람도 사랑하게 된다. 시야가 넓어진다.

여기까지 온 내 삶을 사랑하고 지금, 이 순간도 소중히 여긴다. 앞으로 남은 인생도 스스로 기분 좋은 삶을 살아야겠다고 다짐한다. 나를 긍정하고 사랑하는 마음이 생겼으면 여기서 멈추면 안 된다. 사랑하는 나를 위한 행동을 취해야 한다. '도전은 인생을 흥미롭게 만들며, 도전의 극복이 인생을 의미 있게 한다.'고 조슈아 J. 마린이 말했다.

어떤 분야에 열정이 생기는 것은 대부분 경험을 통해서다. 어떤 일을 좋아하게 되기 전까지는 그것에 대해 잘 모르는 경우가 더 많다. 내가 작가가 될 거라고는 나조차도 잘 몰랐다. 매일 뭐라도 계속 썼고, 쓰다 보니 글 쓰는 일이 좋아졌고, 작가가 되고 싶었다. 작가 수업에 도전하고, 공부하면서 계속 문을 두드리다 보니 길이 생겼다. 책을 내고 나서 주변의 반응은 내가 작가가 되리라고는 상상도 못했다는 것이었다. 나를 인정하고 긍정하는 마음이 새로운 경험으로 이끌고 새로운 길을 보여준다. 도전과 성취로 이어지는 결과는 나의 자존감을 높여준다.

요리나 꽃꽂이를 좋아하고 소질도 있다는 사실은 직접 해보기 전엔 알 수 없다. 경험하지 않으면 내가 뭘 좋아하는지 영영 모를 수 있다. 도전을 두려워하지 말고 열정을 키울 수 있는 문을 열어보자. 이게 아니다 싶으면 다른 문을 열면 된다. 목표를 달성한 후의 나는 더 이상 어제의 내가 아니다. 나의 자존감도 한 뼘쯤 높아진다. 혼자 좋아서 하는 일에 누가 뭐라 하겠는가? 눈치 볼 일도 경쟁할 일도 없다. 남은 인생 짜릿하게 즐기자.

거창한 도전이 아니더라도 나에게 일상의 즐거움을 줄 수 있는 도구 하나만 꺼내 보는 건 어떨까? 과거에는 행복의 조건이 정답처럼 정해져 있었다. 돈이나 명예, 권력, 가족에 무게추가 실렸던 반면 지금은 좀 더 개인화되고 경험을 중시한다. 나이가 든다고 마음까지 늙을까. 뉴노멀 중년New Normal Middle Age이 뜨고 있다. 자기 계발에 투자를 아끼지 않는 중장년을 의미한다. 경제력을 바탕으로 체력관리를 하고 취미 생활에 집중하며 문화를 소비한다.

중년의 역사는 짧다. 몇 년 전만 해도 중년이라 하면 뽀글이 파마로 상징되는 아줌마, 검은 양말에 반바지를 입고 운동하는 아재를 떠올렸다. 시대에 뒤떨어지는 촌스러운 이미지였다. 뉴노멀 중년은 자존감이 높고 현재에 머무르기보다 변화를 추구한다. 과거와 달리 자기 계발과 문화 생활에 대한 투자를 아끼지 않는다. 이전 중년 세대와는 다른 라이프 스타일을 추구한다.

동갑내기인 남편은 얼리 어댑터이다. 최신 기술의 기기 사용에 능숙하고 구매하는 데도 자신만의 가치를 반영한다. 경제력이 받침이 된 소비는 20~30대처럼 금전적 무리일 수 있어 주저하는 소비 형태보다 파워가 있다. 남편은 할리 데이비슨을 타고 여행 다니는 게 꿈이다. 감을 익힌다고 중고 스쿠터를 사서 동네 한 바퀴부터 돌고 있다. 위험하게 무슨 오토바이냐고 말리고 싶기도 했지만, 20대부터 단 한 순간도 쉬지 않고 가족을 위해 전력투구한 남편의 꿈을 응원하기로 했다. 자신의 멋진 60대와 70대의 삶을 위하여 50대에 도전한다는 자체가 젊음이란 생각이 든다. (다만 건강을 위해 운동 좀 했으면….)

중년 여성들도 시간적 경제적 여유를 자신에게 투자한다. 과거 남편과 자식만 바라보고 뒷바라지하던 시대에서 벗어나 젊게 산다. 신선함Refresh · 비범함Uncommon · 아름다움Beautiful · 젊음Young의 영어 단어 앞 글자를 딴 루비족RUBY이라는 말까지 생겨났다.

라이나전성기 재단에서 서울대 소비 트렌드 분석 센터와 함께 만 50세부터 65세의 남녀 1,070명을 연구 조사한 '대한민국 50+ 세대의 라이프 키워드'를 발표했다. 연구에 따르면 50대 이상 세대는 '자신에게 소중하다고 생각하는 단어를 순서대로 나열하세요'라는 질문에

53.9%가 '나 자신'이라고 답변했다. 과거 자식이 첫 번째라고 응답한 것과 확실한 차이가 난다. 자녀의 진학, 결혼, 완경을 거치며 중년 여성들은 자신의 자존감을 재인식하고 내적인 자아를 발견하기 시작한 결과이리라.

지금의 나를 인정하고 사랑하면 기분 좋은 에너지가 사방으로 뻗칠 것이다. 자존감을 높이기 위해서도 노력이 필요하다. 다른 사람과 비교하고 험담하고 질투하는 마음은 50쯤이면 접을 수 있다. 너와 나의 다름을 인정하자. 윌리엄 셰익스피어는 말했다. 내 삶을 진심으로 존중하는지 그래서 적극적으로 나를 아끼고 가꾸기 위해 노력했는지를 한 번쯤 생각해보길 바란다고. 도전과 실행은 나를 사랑하는 자존감이 먼저다. 마음속에 새겨보자. 나는 나를 사랑한다.

나답게, 매력 있게

아름답게 나이 들고 싶다. 50이라는 나이는 아름다움과 거리가 멀다고 생각한다. 아름다움을 외모로만 판단하거나 젊음과 동일시 하는 경향이 있기 때문이다. 아름답다는 예쁘다는 것과는 차별된다. 예쁘다는 말은 외모에서 주는 인상이 강하게 느껴지지만, 누군가를 보고 아름답다고 할 때는 그 사람의 내면에서 우러나는 분위기나 태도, 표정, 말투가 행동으로 좋게 나올 때이다. 아름다움의 사전적 의미를 찾아보면 하는 일이나 마음씨 따위가 훌륭하고 갸륵함이라고 정의되어 있다. 눈에 보이지 않는 것들이 아름다운 것이다.

소노 아야코의 《중년 이후》에 이런 구절이 있다. "중년 이후에 처음으로 우리들은 인생의 이런저런 모습의 구조를 꿰뚫는 지식을 쌓게 되고 그러한 것을 판별해내는 저력을 터득하게 된다. 사람을 평가할 때 외양이 아닌 그 사람의 어딘가에서 빛나고 있는 정신, 존재 자체를 있는 그대로 받아들일 수 있는 때가 중년이다."

중년의 아름다움은 자신의 나이를 받아들이고 그들만이 가질 수 있는 우아하고 지혜로운 매력을 갖추는 거다. 아무리 외모가 뛰어나도 말투나 매너가 무례하고 표정이 사납거나 어두우면 전혀 아름답게 느껴지지 않는다. 반대로 늘 미소를 띠고, 여유와 기품이 느껴지는 말투, 상대를 배려하는 행동에서 배울 게 있고 기분 좋은 끌림이 있으면 외모와 상관없이 아름답게 느껴진다. 중년의 아름다움은 매력적인 사람에게 느껴진다. 매력은 사람을 끌어당기는 힘이다.

캐나다에서 일 년 살기를 했을 때 처음에 적응하기 어려웠던 한 가지가 있었다. 모르는 사람들과 눈이 마주쳤을 때이다. 우리는 보통 눈길을 잽싸게 피한다. 카페나 음식점, 공원, 도서관 어디서든 눈이 마주치기만 하면 이 사람들은 환하게 웃고 있는 거다. 처음에는 좀 이상한 사람인가 하는 의심도 했었다. 하루 이틀 지나다 보니 이 나라의 인사 문화라는 걸 알았다. 나중에 나도 적응해서 모르는 사람과 눈이 마주치면 같이 밝게 웃었다. 한번 하기가 어려워서 그렇지 자꾸 하다 보니 친구들과 '안녕'하고 인사하는 것처럼 익숙해졌다.

웃고 나면 기분도 좋았다. 내가 착해지는 기분이 들었다. 웃는 게 돈이 드는 일도 아니고 힘든 일도 아닌데 우리는 웃는 거에 인색하다. 웃는 그들이 아름다웠다. 그 사람이 어떻게 생겼는지는 하나도 기억이 나지 않지만 환한 미소는 기억난다. 아름다운 사람은 환하게 웃는 사람이다. 표정도 습관이다. 눈 뜨면 세수하는 것처럼 무의식적인 습관이 배도록 하려면 의식적으로라도 밝은 표정을 짓도록 연습해야 한다.

1447년 《석보상절》이라는 책에서 아름답다는 말의 기원을 찾을 수 있다. 아름답다의 아가 나 아我를 뜻한다. 아답다는 나답다는 말이 되고 나다운 게 아름다움이다. 수백 년 전 책에 쓰여 있는 아름다움의 정의가 첨단을 달리는 현대 사회에도 정확히 맞아떨어진다. 나이가 몇 살이건 젊다는 말을 듣고 싶은 건 많은 여성이 바라는 희망일 것이다. 그렇다고 노화를 막기 위해 집착하는 건 바람직하지 않다. 위축되고 부정적인 감정에 휩싸여서 조금이라도 어려 보이려고 안간힘을 쓴다. 자연스러운 잔주름까지 쫙 펴야 할까?

시술을 받아 다림질한 듯 매끈했던 피부가 시간이 흐르면 다시 예전 상태로 돌아온다. 거슬린다. 참을 수 없어서 또 한다. 시술 주기도 점점 짧아진다. 얼굴의 균형이 깨진다. 주름 하나 없는데도 나이 들어 보이는 어색한 모습이 된다. 표정도 부자연스러워진다. 어느 정도까지는 젊고 예뻐 보이는 효과가 있지만, 선을 넘어서는 순간 강하고 부자연스러워 보이는 모습만 남는다. 외모에 집착하며 시술에 매달린 중년의 얼굴은 주름이 없어도 아름다워 보이지 않는다.

피트니스 대회를 준비하며 다이어트를 급하게 하다 보니 얼굴 살이 쭉 빠지며 주름이 적나라하게 드러났다. 눈가에 잔주름은 물론이고, 팔자주름, 입가에 푹푹 패인 주름이 생겨 오히려 나이가 들어 보였다. 사람에게 어느 정도의 지방이 있어야 한다는 걸 실감했다. 나는 그러려니 오히려 덤덤했는데 동안 주부로 방송까지 잡히자 주변에서 왜 그리 남의 주름에 신경을 쓰는지 보는 사람마다 보톡스라도 맞으라는 소리를 꽤 했다. 듣는 둥 마는 둥 하는 나에게 사람들이 "그렇게 자신 있어?"라고 묻길래 1초의 망설임도 없이 "응!"하니까 더 이상 권하지 않았다. 웃을 때의 눈가 주름은 자연스럽고 당당하게 나이 먹는 걸 즐기고 있다는 증거다. 자연스러운 외모와 나만의 분위기를 추구하고 싶다.

돈으로 얻을 수 있는 젊음에는 한계가 있다. 나이 드는 건 자연의 섭리다. 어제보다 더 나은 내가 되기 위해 노력하는 태도의 아름다움이 중요하다. 20세기 여성 패션의 혁신을 선도한 프랑스의 패션 디자이너 코코 샤넬은 중년의 아름다움에 대해 이렇게 말했다. "마흔이 넘으면 그 누구도 젊지 않다. 하지만 나이와 상관없이 거부할 수 없을 만큼 매력적일 수 있다."

긍정적 마음으로 나의 모습을 받아들이고 겉과 속을 동시에 가꾸자. 아름다워지기 위해서는 몸과 마음을 건강하게 만드는 것부터 시작해야 한다. 나이가 들어도 자신을 사랑하고 꾸준히 관리하는 사람에게는 범접할 수 없는 자신감과 세련미가 느껴진다. 내면에서 우러나는 생기를 잃지 않은 사람은 70대 80대가 되어도 아름다울 것이다. "앞으로 나아가기 위해 외적인 것에 의존하지 말라. 외적인 화려함은 외적인 것이다. 내면에서 만들이지지 않는다면 결국 사라지기 마련이다. 내면이 충실한 사람만이 자연스럽게 외적인 빛이 나는 것이다." 여성들의 워너비인 방송인 오프라 윈프리의 말이다. 그녀는 나이를 먹을수록 아름답다.

꾸준한 운동과 규칙적인 식단으로 건강한 몸을 만드는 게 아름다운 50대를 보내기 위해 첫 번째로 해야 할 일이다. 적절한 운동으로 몸이 바뀌면 해냈다는 성취감과 아름답게 바뀐 몸매로 자신감이 생긴다. 운동으로 다져진 몸은 비싼 명품 옷을 입지 않아도 스타일이 살아난다. 상황과 장소에 맞는 깔끔한 옷차림에도 관심을 두자. 젊은 시절에는 청바지에 티셔츠만 입어도 예쁘지만 50대는 그렇지 않다. 자신의 차림새에 대해 한 번 더 돌아보는 사람은 멋진 스타일로 살아갈 수 있다.

나도 운동으로 몸매가 다져진 후 집에서 옷 입는 스타일이 달라졌다. 펑퍼짐한 옷들은 잘 안 입는다. 고속버스터미널 지하상가에서 예쁜 옷을 저렴하게 살 수 있는 요령을 터득한 후 가끔 5천 원짜리 원피스도 득템한다. 몸에 딱 붙고, 쫙쫙 잘 늘어나는 니트 원피스를 집에서 입고 청소도 하고 설거지도 한다. 타이트하게 입고 움직이면 근육에 더 힘을 주게 된다. 바른 자세로 앉아 있게 되고 움직임도 많아진다. 외모 관리는 좀 더 멋진 나를 만나는 즐거운 여행이다.

자기를 사랑하고 몸과 마음을 가꾸며 매사에 열정을 쏟는 사람들은 외모 가꾸는 일도 소홀히 하지 않는다. 나이 들어 외모에 신경 쓸 필요가 있냐고 묻는 사람도 있겠지만 나이가 들수록 깔끔하게 자신을 표현할 줄 알아야 다른 사람도 호감을 느낀다. 집을 살 때를 생각해보자. 집의 외관을 먼저 보게 된다. 그 집의 첫인상이다. 겉에서 보기에 깔끔하게 잘 관리된 집은 호감도가 높아진다. 내부에 들어가도 크게 기대에 어긋나지 않는다. 외적 매력은 내면의 인성을 더욱 빛나게 해줄 것이다.

품위가 몸에 배 있는 사람이 되고 싶다. 나이가 어리다고 무조건 반말을 한다든가, 물건을 사면서 갑질을 한다든가, 공공장소에서 큰 소리로 통화하거나 시끄럽게 떠들지 않는다. 대화할 때는 다른 사람의 말을 경청할 줄 안다. 카페에서 커피 한잔을 시켜도 고맙다는 말을 잊지 않는다.

아름다움은 나를 있는 그대로 받아들이고 사랑할 때 보너스처럼 따라온다. 50대의 얼굴에서 그 사람의 진정한 모습이 나온다. 아름다움에 대한 나만의 관점을 갖고 내가 바라는 50대를 구체적으로 상상하자. 상상력은 젊은 에너지에서 나온다. 아름다운 사람은 젊을 때 느껴보지 못한 안목, 통찰력, 우아함에 행복함을 느낄 수 있다. 시간이 흘러 세월이 가는 건 우리를 늙게 하는 게 아니라 점점 아름답게 무르익어 가게 만든다. 30대나 40대로 돌아가고 싶지 않다. 나의 50대가 내 인생에서 가장 아름답다.

혼자 있는 시간의 힘

누구나 혼자만의 시간이 필요하다. 특히 마음이 번잡할 때 일상의 균형을 찾기 위해서는 혼자만의 시간이 더욱 필요하다. 인간은 직장, 친구, 가족 안에서 다양한 관계를 맺으며 살아간다. 풍부한 인간관계는 분명 행복을 느끼게 해주는 중요한 요소이다. 그런데 어느 순간 집단 속에서 웃고 떠드는 게 무의미하고 공허해질 때가 있다. "나는 누구지? 내가 여기서 뭘 하는 걸까? 내가 진정 원하는 건 무엇이지?"라는 질문이 마음속에서 솟구쳐 올라온다.

50세부터는 특히 혼자만의 시간이 꼭 필요하다. 아이를 키우는 30~40대 주부들에게는 온전한 나만의 시간을 갖기란 하루에 단 10분이라도 사치스러운 얘기다. 나만의 시간을 위해 일어나기 힘든 몸을 일으켜 고요한 새벽에 나를 마주하기도 하고, 졸린 눈을 비벼가면서 아이들이 잠든 밤에 아무에게도 방해받지 않는 시간을 만들기도 한다. 누구 엄마, 누구 아내가 아닌 나를 마주하는 시간, 혼자만의 시간이 절실하다.

고독한 시간은 현실의 분주함에서 벗어나 나를 돌아보게 하고 내가 누구인지 깨닫게 한다. 주변을 신경 쓰지 않아도 된다. 껍데기로 보낸 것 같은 느낌에서 벗어나 나의 가치를 진정으로 알 수 있게 한다. 혼자만의 시간은 나에 대한 발견이며 나를 아끼는 시간이다.

인간은 사회적 동물이지만 행복한 삶은 타인으로부터 오지 않는다. 다른 사람한테 의지해서도 안 된다. 홀로 있어야 창조적으로 될 수 있다. 협회나 단체에서 세상을 바꾸어놓을 만큼 창의적인 발상을 내놓은 걸 본 적이 없다. 유레카를 외친 것도 아르키메데스가 목욕탕에서 혼자만의 시간을 가졌을 때 아닌가? 혼자만의 시간을 통해 나의 마음을 들여다본다. 생각을 정리하고 내가 필요한 것, 원하는 것이 무엇인지 깨닫는다. 작가인 존 스타인 백은 훌륭하고 소중한 것은 모두 외롭다고 말했다.

원래부터 혼자 있는 걸 좋아하는 사람인지, 상황 때문에 혼자 있는 시간이 많아져 익숙한 건지는 모르겠으나 혼자만의 시간을 너무나 사랑한다. 역마살이 꼈는지 결혼 후에 한 곳에 2년 이상 산 적이 없다. 그것도 한 동네에서 집만 다른 곳으로 옮기는 게 아니라 서울에서 지방으로 강남·북으로 해외 이사까지 숱하게 다녔다. 그 지역에 익숙해질

만하면 이사를 다니다 보니 가뜩이나 주변머리 없는 나는 사람을 거의 사귀지 못했다.

너무 이사를 많이 다니다 보니 잃어버리는 것도 많았다. 친구들 전화번호를 저장해놓은 휴대폰을 홀랑 잃어버려 수십 년이 지나도록 만나지 못해 지금도 너무 아쉽다. 그 당시는 SNS가 생기기 전이라 휴대폰을 주로 통화하는 용도로만 썼다. 잃어버리면 복구할 길이 없다. 내 친구들은 페이스북이나 인스타도 안 하나 보다. 도통 찾을 수가 없다. 나는 이래저래 혼자다.

큰아이는 전학을 하도 많이 다녀 흔한 학부모 모임 하나 없다. 두 아이들이 학교에 가고 막내를 유모차에 태우고 동네 한 바퀴 돌면 카페에서 커피 마시며 웃고 수다떠는 엄마들이 그렇게 부러울 수 없었다. 막상 막내도 다 커서 그런 시간이 주어지자 밖에서 보기에 부러웠던 교류들이 생각보다 재미없었다. 교육 얘기는 학원 얘기로 이어지고, 팀 짜서 수업하자고 했다가 갈라지기 일쑤였고 그 안에 들어가기 위해 아등바등하는 대화에 멀미가 났다.

학교 과제는 대부분 아이들 스스로 할 수 있는 것들이다. 대회나 과제가 나오기만 하면 엄마들 신경이 예민해져서 학원 선생님부터 알아본다. 모르면 자료 찾고, 알아보고 해결하는 데서 창의적인 생각이 나오고 실력이 느는 건데 고 시간을 못 참는다. 하다못해 과학의 달에

물로켓을 만드는 간단한 것도 한번 강의에 몇십만 원씩 들이며 물로켓 만드는 법을 배운다. 물로켓은 그날 얼마만큼 날아가느냐에 따라 순위가 결정되는 건데 그걸 학원 과외로 어떻게 해결하겠다는 건지 도저히 이해가 안 갔다.

타인과의 연결에서 받는 느낌은 양보다 질이 중요하다. 작가들과 공부하는 모임에 나가는 건 설렘과 즐거움이 공존한다. 같은 일을 하고, 고민을 공감하고, 서로 좋은 자극을 주는 사람들과 만나며 대화하는 건 전혀 피곤하지 않다. 오히려 몇 시간씩 읽고 쓰고 토론하고 돌아와도 에너지가 충전되었다. 마음이 가지 않는 모임에 나가는 건 그만두었다. 생산적이지도 않고 피곤하고 나의 에너지만 낭비된 것 같을 때가 많았다.

혼자서 하고 싶은 운동을 하고, 읽고 싶은 책을 읽고, 보고 싶은 영화를 보고, 쓰고 싶은 글을 쓰는 게 좋다. 전시회도 혼자 갈 때가 훨씬 집중력 있게 볼 수 있어서 좋다. 쇼핑도 혼자 하는 걸 즐긴다. 결혼하고 아이를 낳으면서부터 갈망하던 나 혼자만의 시간인데 일분일초가 소중하다. 혼자만의 시간을 모아 내가 하고 싶은 걸 찾았고, 50 즈음에 작가라는 직업을 얻었으니 이 직업도 어차피 혼자 어딘가에 틀어박혀 뭐든 써야 하는 일, 이쯤 되면 고독을 운명이라고 해야겠다. 50은 나 자신에게 집중할 수 있는 여유가 생기는 나이다. 혼자만의 시간은 나를 성장시킨다.

"남에게 군이 의지하지 않고도 혼자 시간을 즐겁게 보낼 줄 아는 사람이 자유로운 사람이다. 시간만 많다고 자유로운 사람이 되는 것은 아니다." 혜민 스님은 혼자만의 시간을 즐겁게 쓰는 사람이 자유인이라고 표현했다. '나 혼자 산다'라는 TV 프로그램을 보면 혼자 먹고 싶은 거 먹고 여행하고 취미 생활을 즐겁게 하는 라이프 스타일을 보여준다. 어디에도 구속되지 않고 혼자만의 자유로운 생활을 하는 사람들을 보고 대리만족을 얻는다. 혼자 있다고 측은하거나 외로워 보이지 않는다.

부부도 한 집에서 각자의 공간을 갖고 싶어 한다. 각자 혼자만의 공간에서 혼자만의 시간을 통해 서로를 더 이해하고 포용할 수 있는 것처럼, 개인은 혼자만의 시간을 통해 나를 둘러싼 사람들의 소중함도 안다. 세상으로 다시 나아갈 힘을 얻는다. 혼자만의 시간을 즐기는 사람들의 특징을 적은 체크리스트를 본 적이 있는데 몇 가지가 떠오른다. 아무 계획이 없는 주말을 사랑한다. 저녁 약속이 취소되면 신이 난다. 온종일 집에 혼자 있어도 전혀 지루하지 않다. 일이 끝난 뒤 약속이 없는 걸 알고 안도감을 느낀다. 글쓰기를 사랑한다. 가기 싫은 모임은 고통 그 자체다…. 이런 목록들이었는데 어쩜 나랑 똑같냐며 격하게 공감하며 읽었던 기억이 난다.

혼자만의 시간은 내가 좋아하는 것을 선택할 수 있는 시간이다. 《50부터는 인생관을 바꿔야 산다》의 저자 사이토 다카시는 혼자만의 시간을 갖게 될 때 올 수 있는 지루함과 잘 어울리는 방법을 제시한다.

"실속있는 지루함에 대해 생각해보기로 하자. 이것은 지루함을 참는다거나 지루하지 않도록 자극을 추구하는 것이 아니라 지루함과 사이좋게 지내는 것이다. 지루함에 익숙해지는 것 또는 지루함을 더는 지루하다고 느끼지 않는 것이기도 하다. 내 인생의 모티브는 무엇일까? 예술 용어에 모티브라는 말이 있다. 주제나 창작의 동기라는 뜻인데, 예술가에게 모티브는 매우 중요하다. 자신만의 모티브를 찾아서, 거기에 마음을 쏟아부으면 지루함은 사라진다. 사진을 좋아하는 사람 중에는 특정 대상을 좋아해서 계속 그것만 찍는 사람이 많다. 그것이 그 사람의 모티브다." 마음을 쏟아부을 모티브를 찾아보자.

젊은 시절에 영화배우나 모델이 꿈이었던 사람들이 시니어 모델에 도전하는 걸 본 적이 있었다. 무대를 갈망하는 눈빛이 아이돌을 꿈꾸는 젊은이 못지않았다. 세계 여행을 꿈꾸며 영어 회화에 도전하여 매일 한 문장씩 외운 걸 SNS에 올리는 분도 인상 깊었다. 진짜 하고 싶은 공부를 선택해 사이버대학에 입학하고, 드럼을 배우며 스트레스도 풀고, 공연도 하며 '실속있는 지루함'을 경쾌하게 누리는 50대들이 주변에 많다.

하이데거는 수다만 떨면서 시간을 낭비하는 행위를 퇴락이라고 비판했다. 혼자만의 시간으로 나의 내면을 성찰하고, 내가 좋아하는 것을 선택하여 성장하는 기회를 만들 수 있다. 고독을 즐기자.

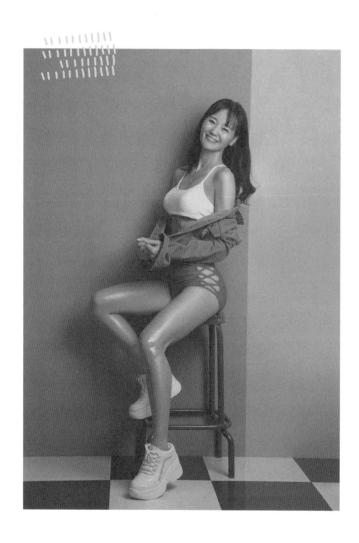

50, 한창 꿈 많고 정체성이 싹틀 나이

　50세가 되면 나의 정체성에 대해 한 번쯤 생각해봐야 하는 나이다. 정체성은 한마디로 "나는 누구인가?"이다. 내가 여자 혹은 남자로 태어난 것, 태어난 연도, 태어난 나라, 살았던 장소, 다녔던 학교, 실패했거나 성공했던 순간들, 내가 살아온 역사가 나의 정체성이다. 아무리 기억하기 싫은 순간도, 부인하고 싶은 과거도 다 나의 인생이고 나를 드러내는 정체성이다.

　정체성을 영어로 'Identity'라고 하는데 사전에서 찾아보다 흥미로운 뜻을 발견했다. 항등식이라는 수학 용어이기도 하다. 떠올리기 싫은 수학이지만 항등식의 정의를 내려보자면 미지수의 값과 관계없이 항상 참인 등식, 즉 좌변=우변 같은 식이다. 나의 과거=나, 나의 현재=

나, 나의 미래=나다. 다른 사람과 구분되는 고유한 특징이 나의 정체성이다. 내가 좋아하고 싫어하는 것은 무엇인가? 내가 갖고 있는 재능과 능력 가운데 특출난 것은 무엇인가? 내가 잘하는 것은 무엇인가? 이런 질문들을 통해 하나뿐인 나의 삶을 어떻게 엮어나가고 싶은지에 대한 나만의 답이 정체성이다.

"당신 얼굴이 뭔데요? 어머니 아들, 예서 예빈이 아빠, 내 남편, 주남대 교수, 그거 말고 당신 얼굴 뭐? 뭐가 더 있는데요?" "강준상이 없잖아, 강준상이! 내가 누군지를 모르겠다고! 내가 누군지 모르겠어. 허깨비가 된 것 같다고 내가!"

화제를 일으키며 인기리에 막을 내렸던 드라마 〈스카이 캐슬〉의 한 장면이다. 학력고사 시절 전국 1등, 유명 대학병원 주임교수이자 기획조정실장, 전교 1등인 고3 자녀를 둔 아빠, 사회적으로나 가정적으로 완벽해 보인다. 더 바랄 것 없어 보이는 그는 내가 누군지를 모르겠다며 울먹인다. 남부러운 것 없는 대학교수가 '나'를 찾으며 주저앉는다. 시청하면서 유달리 맘에 와닿아 짠했던 대사다.

부모의 뜻에 따라, 사회적 잣대에 따라 맞춤형 인간으로 달려오다 어느 순간 소진된 나를 발견하고 정체성의 문제를 겪는 것이다. 의사가 되고픈 이유를 나에게서 찾았다면 시련이 와도 쉽게 흔들리지 않는다. 좋은 아빠, 믿음직한 아들, 능력 있는 남편이 되고자 노력하는 것도 중요하다. 다만 정체성 없이, 주변의 평가에 휘둘려서, 의무감으로만 자신의 삶을 이어가다 보면 감당하지 못할 한계가 온다. 하고 싶은 일을 나의 의지로 선택했다면 시련이 와도 크게 좌절하지 않는다. 묵묵히 나의 길을 걸을 뿐이다.

사회심리학자인 최인철 교수의 《굿 라이프》 책에서는 행복에 대해 이렇게 설명했다. "행복한 사람은 소유보다는 경험을 사는 사람이다. 소유를 사더라도 그 소유가 제공하는 경험을 얻으려고 하는 사람이다. 반대로 행복하지 않은 사람은 경험보다는 소유를 사는 사람이다. 심지어 경험하면서도 그 경험을 소유화, 혹은 물화해 버리는 사람이다. 사는(buy) 것이 달라지면 사는(live) 것도 달라진다. 행복한 사람들이 다르게 사는(live) 이유는 사는(buy) 것이 다르기 때문이다."

소유로 이루어진 정체성은 행복하지 않다. 인기 연예인이나 재벌 3세들의 약물 중독 뉴스를 종종 본다. 그들이 뭐가 부족해서 약물에 나를 의존하는 걸까? 내가 누구인지, 나는 뭘 좋아하고, 뭘 하며 살아나가야 할지 나의 정체성을 고민하는 시간이 없었기 때문이다. 마음이 한없이 약하다.

새벽에 출발해 따뜻한 커피 한 잔과 함께 바닷가의 일출을 볼 수 있는 내가 행복하다. 명품 만년필이 아니더라도 손에 착착 감기고 잘 써지는 필기구를 저렴하게 샀을 때 행복하다. 행복은 상대적인 거다.

나의 정체성을 찾고 싶다면 내가 평소에 좋아하고 즐기는 경험에서부터 시작하자. 내가 겪은 경험은 누가 뺏어갈 수도 훔쳐 갈 수도 없다. 오롯이 나만의 것이 된다. 나의 경험들이 모이면 나를 나타내는 정체성이 된다. 내가 좋아하는 것, 싫어하는 것이 가려진다.

　　50 즈음엔 우리가 되고 싶었던 모습으로 나를 바꿔나갈 수 있다. 50에 다른 사람의 시선이나 사회적 잣대가 무슨 의미가 있는가? 남에게 인정받으려고 안달할 필요가 없다. 내가 나를 인정하는 것만이 남는다. 그동안 마음속 깊이 억눌려 있던 것, 지금은 말도 안 되는 이야기지만 장녀여서, 막내여서, 부모님 체면 때문에, 이런저런 이유로 나의 정체성을 포기했던 것들을 끄집어내 보자. 겉과 속을 편안히 드러내자. 거창할 필요 없다. 내가 좋아하고 내가 잘 할 수 있는 일을 해나가는 것, 이게 나의 정체성을 찾아가는 길이다.

　　나는 내가 있는 영역에서 크게 벗어나지 않고 그 안에서의 소소한 행복을 중시하는 편이었다. 50대에 이런 삶이 기다리고 있을지는 상상도 못 했다. 다들 말렸던 피트니스 대회에 도전하면서 한계를 극복하고 무슨 일이든 할 수 있다는 자신감을 얻었다. 체력이 받쳐주니 어떤 일을 하든 쉽게 지치지 않는다. 돈보다 명예보다 권력보다 중요한 건 체력이다. 운동은 하면 할수록 우리가 무엇을 하든 지치지 않게 도와준다.

　　운동하지 않았다면 온종일 초콜릿을 끼고 살며 노트북 자판기를 두드리며 글 쓰느라 낑낑대다 체력이 바닥났을 거다. 내가 나이보다 젊어 보인다는 소리를 듣는 것은 활력 넘치는 에너지 때문일 거다. 운동은 일에 지쳐 번아웃이 될 수 있는 나를 더 집중하게 해주었으며 새롭게 장착된 체력은 미래를 두려워하기보다 도전을 즐기게 해주었다.

내게 운동하는 시간은 즉시 효과가 나는 강력한 약과 같다. 그 효과는 온종일 지속된다. 하고 싶은 일을 할 때 주저하지 않고 바로 도전할 수 있는 용기를 준다. 남은 50대에도 생각지 않은 즐거운 일들이 생길 것 같다. 아니 즐거운 일들을 많이 만들 것 같다. 중년에 정체성을 찾는 방법으로 내가 좋아서 할 수 있는 운동 하나쯤은 꼭 넣길 권한다.

나에게 작가 앞에 하나의 타이틀이 더 붙었다. 운동하는 동화작가다. 방송국에서 찾을 때는 50대 몸짱 작가다. 나의 경험이 만든 나의 정체성이다. 건강한 중년의 이미지가 나의 브랜드가 되었다. 저질 체력에 찔찔거리고 갱년기를 겪었던 내가 운동으로 거듭나며 체력을 길러 새로운 에너지로 내 인생의 전성기를 즐기고 있다.

요즘 퍼스널 브랜드가 붐이다. 퍼스널 브랜드는 개인이 가지고 있는 재능이나 전문적인 능력, 이미지의 합이다. 남과 나를 구별시켜주는 나의 정체성의 가치라고 할 수 있다. 비빔밥 하면 전주가 떠오르고, 커피 하면 스타벅스가 떠오르는 건 브랜드의 힘이다. 아무리 품질이 좋은 상품도 고객이 알지 못하면 팔리지 않는다. 마찬가지로 아무리 능력이 뛰어나도 자신을 알리지 않는다면 인정받기 어렵다.

　작가들도 요즘엔 독자들과 SNS나, 강연, 북 콘서트 등을 통해 적극적으로 소통을 하며 자신을 알린다. 예전에는 글만 써서 원고를 넘기면 그걸로 작가의 임무는 끝이었다. 홍보나 마케팅은 출판사의 몫이었다. 요즘에는 출판 기획서에 작가의 SNS 계정을 적는 칸이 있을 정도다. 작가의 브랜드 파워를 보고 책 출판을 결정하기도 한다. 계정을 여러 개 만들어서 전문적으로 운영하는 작가들도 많다. 맡은 일만 열심히 하면 되지, 글만 잘 쓰면 되지라는 생각은 시대에 뒤떨어진 옛날 고래적 생각이다.

　브랜드화할 때는 가장 자신 있는 일을 찾거나 내가 좋아하는 스타일을 파악하는 것이 중요하다. 나의 정체성을 찾는 일이 첫 단계다. 어떤 일에 도전하면 그 속에서 나를 알릴 수 있는 나만의 브랜드 구축을 위해 노력해야 할 필요가 있다. 자기 가치를 찾아 나의 능력을 가늠한다. 자신이 추구하고자 하는 방향을 찾아낸다. 제일 중요한 건 진정성이다. 나를 브랜딩하며 재능을 구축하는 자체가 삶을 재밌는 방향으로 이끌 수 있다.

책 읽는 시간을 좋아한다. 독서는 세상의 물결에 치이고 힘들었던 나의 마음을 어루만져주는 최고의 수단이자 강력한 치료제다. 고대 그리스인들은 테베의 도서관에 '영혼을 치유하는 장소'라는 글을 새겨두었다. 책을 마주하는 순간은 잠시만이라도 현실의 고통이나 문제에서 벗어나게 한다. 사상가 몽테스키외는 "나는 한 시간 정도만 책을 읽어도 마음의 모든 고통이 사라진다."고 말했다. 독서가 치유의 기능이 있다는 말과 같은 맥락이다.

책을 읽다 보면 엉킨 실타래가 풀리듯 고민하던 문제의 해답을 만나기도 하고, 새롭게 인생의 의미를 해석하게 된다. 타인의 생각을 이해하게 된다. 독서는 온전히 나 혼자 하는 것이다. 책을 통해 나를 마주하며 나의 영혼은 시공간을 초월해 자유롭게 헤엄친다. 독서는 내면을 지적이고 아름답게 채워준다. 나는 매일 책을 펼친다.

누구든 책과의 추억이 있을 것이다. 빨간 머리 앤을 읽으면서 우정을 꿈꾸고, 가족의 의미를 생각하고 앤이 힘든 순간을 안타까워하며, 꿋꿋이 극복하는 앤을 응원하며 같이 울고 웃었던 추억은 어른이 돼서도 늘 내 곁에 머물러준다. 힘들 때 나를 위로해준다. 신기하게 어릴 때 느꼈던 감정이 그대로 살아난다. 일주일 전에 읽은 책의 느낌은 가물가물한데 수십 년 전에 읽었던 책의 느낌은 생생하다. 감정도 보존이 되나 보다. 어릴 때 힘을 주었던 그들이 다시 떠오른다.

나의 독서에 영향을 준 사람은 두 명이다. 어릴 때부터 책을 자연스레 접하고 꾸준히 읽은 건 엄마의 영향이 컸다. 어린 시절을 떠올리면 항상 손에 책이 들려 있는 엄마가 생각난다. 몇 살 때인지 기억나지 않지만 내가 한글을 떼기 전이었던 것만은 확실하다. 다섯 살쯤이었겠다. 나와 동생을 무릎에 앉히고 콩쥐팥쥐를 읽어주던 엄마의 목소리가 지금도 생생하다. 80이 넘어도 돋보기를 쓰고 책을 읽는다. 눈이 침침해 오래 볼 수 없다는 걸 너무 아쉬워한다.

도서관도 거의 없던 시절, 동네마다 책을 빌려주는 책 차가 다녔다. 엄마는 매번 책을 빌려오고 다 읽은 책을 반납하며 행복해했다. 내가 엄마 생일 때 준비한 선물은 늘 책이었다. 아빠가 하던 사업이 망해서 먹고사는 일이 막막할 때도 엄마는 손에서 책을 놓지 않았다. 책 읽는 엄마 옆에서 나도 밥 먹듯이 자연스럽게 책을 읽었다. 중학교 때쯤 되니 엄마의 대화 상대가 되어 늘 책 이야기를 했다.

죄와 벌, 이방인, 장 발장, 태백산맥, 토지 어떤 작품이든 엄마와의 수다 절반은 책이었다. 책 수다. 치열한 토론이나 정답을 얻어내려는 독후 활동이 아닌 자유로운 책 이야기를 하며 성장했기에 쓰고자 하는 씨앗 하나가 그때 뿌려졌던 것 같다. 아빠가 일을 안 하면 엄마라도 생업에 뛰어들어야 할 판에 책만 붙들고 있는 게 어린 나이에 이해가 안 가기도 했다. 지금은 알겠다. 책은 힘든 현실에서 엄마를 버티게 해준 버팀목이었다. 어디로 가야 할지 알려주는 나침반이었다. 정신적으로 잘 버틴 엄마의 아들, 딸은 자기 몫을 하며 각자의 자리에서 잘 살고 있다.

깊이 있는 책 읽기를 하게 된 데 영향을 준 사람은 이모할머니의 아들이었다. 이모할머니 생신이면 할머니와 같이 사촌들과 그 집에 갔다. 당시 서울대 법대를 다니던 아저씨는 우리가 가면 참 반겨주었다. 중학생이 바라보는 서울대학생은 얼마나 대단해 보였겠는가? 일 년에 한 번꼴로 보는 셈이었는데, 그 한 번의 만남이 좋아서 늘 기다려졌다. 아저씨가 해주는 얘기는 다 재밌었다. 캠퍼스 생활, 책, 팝송, 영화 이야기를 나눴다. 내가 좋아하는 노래를 LP판으로 찾아 들려주기도 했다.

독서를 굉장히 강조했는데 인생의 어떤 순간에도 책은 늘 읽어야 한다는 말도 했다.

집에 돌아갈 때면 아저씨가 좋아하는 책들을 책꽂이에서 뽑아 한 아름 싸줬다. 무거워 들고 가기 어려울 정도였다. 그 당시에는 책이 깨알 같은 글씨에 세로로, 오른쪽에서 왼쪽으로 힘들게 읽어내려야 했다. 그래도 부잣집이라 빨간 하드커버의 전집이었다. 이모할머니가 아저씨를 보며 그렇게 아끼는 책을 어떻게 줄 생각을 했냐고 신기해했다. 나는 보물단지를 안고 오는 것처럼 애지중지 책을 들고 와 정신없이 읽어내렸다. 헤르만 헤세의 작품을 아저씨는 좋아했던 것 같다. 데미안, 유리알 유희, 수레바퀴 아래서를 무슨 소린지 몰라도 열심히 읽었다.

가끔 책 속에서 아저씨의 생각을 적은 메모지가 흘러나오면 그걸 또 열심히 읽었다. 나의 독서력이 한층 성장했던 시절이다. 직장 생활을 하면서 힘들 때 가끔 전화하면 이런저런 얘기를 다 받아주곤 했는데, 불행히도 그 아저씨는 지금 이 세상에 없다. 책을 읽다 보면 문득 생각이 난다. 아무 말 대잔치를 해도 진지하게 받아주던 아저씨가 그립다.

사람의 인생에 영향을 끼치는 것은 돈이나 훈계가 아니다. 동등한 시선으로 내 이야기를 들어주는 것, 내가 하고자 하는 게 옳다라는 공감만으로도 인생을 잘 살고 싶은 욕구가 생긴다. 사춘기 시절 가세가 기울어, 친척들이 가끔 쌀 한 가마니씩 갖다주고, 내 등록금도 대주고 한 시절이 있었다. 가난해도 나는 용돈에 쪼들리지 않았다. 대기업에 취직한 친척 J분이 항상 용돈을 듬뿍 주었기 때문이다. 그런데 늘 하는 소리가 한결같았다. 쓸데 없는 대학 가지 말고 빨리 취직해서 집안에 보탬이 되라는 거였다. 싫다고 하는데도 용돈 주며 하는 얘기가 똑같았다. 내 인생을 왜 본인이 결정하려는지 이해가 안 갔다.

나는 내 마음대로 했고, 후회하지 않는다. 후회는커녕 그때 J분의 말대로 했으면 평생 불행하게 살았을 거 같아 아찔하다. 어른이라고 남의 인생을 자신의 잣대로 평가하고 결정지으려 하면 안 된다. 그 사람의 인생을 끝까지 책임져줄 수도 없고, 한 사람의 인생이 어떻게 흘러갈지 모르기 때문이다. 나는 청소년 강연을 할 때 그들의 말을 그냥 듣는다. *끄덕끄덕*해준다. 섣불리 조언하지 않는다. 말을 하는 중에 그들이 어떻게 해야 할지 더 잘 안다.

J분은 자신의 말을 안 들은 게 괘씸해서 그런지 30년이 지난 지금도 한결같이 나만 보면 좋은 말을 안 한다. 첫 책이 나왔을 때 모두가 축하해주는데 첫마디가 요즘에 책이 팔리냐는 거였다. 고맙게도 베스트셀러가 되었다. 대기업 CEO가 됐다기에 진심으로 축하했다. 한턱 내세요라고 하니 너희 집 가세가 기울어서 아직도 못 먹고 있냐고 물어본다. 그런대로 잘 먹고 잘 살고 있다. 만나기만 하면 첫마디가 "너도 이제 늙어 보인다."인데 동안 주부로 방송 출연을 했다. 큰애가 자기주도

학습 잘하는 학생으로 잡지에 인터뷰한 기사를 읽고 나서는 실제로 공부 이렇게 안 하는데 과장한 거 아니냐고 묻는다. 원하는 대학 가서 공부 잘하고 있다. 어른이 되는 것도 공부가 필요하다. 책으로 마음의 수양을 쌓아야겠다.

50대에 그림책에 빠져보는 건 어떨까? 그림책은 0세에서 100세까지 누구나 즐길 수 있는 독립된 장르로 남녀노소 누구나 공감할 수 있는 책이다. 그림책은 작은 우주다. 삶의 모든 게 함축되어 있다. 위로가 있고, 슬픔이 있고, 기쁨도 있다. 삶의 진실이 있다. 한 장 한 장 넘기며 순수하고 따뜻한 시간으로 돌아간다.

그림책을 펼치는 순간 나만의 미술관이 열린다. 그림 작가들은 선 하나, 점 하나 허투루 그리지 않는다. 예술혼을 쏟아붓는다. 옛이야기나 역사적 사실이 담긴 그림책은 그 시대의 고증도 철저히 한다. 예술적 경험을 하면서 마음이 따뜻해지는 정신적 휴식을 얻을 수 있다. 그림책은 글과 그림이 어우러진, 내가 가장 싸게 소장할 수 있는 명품이다.

독서 축제에 가서 저자 사인회를 하다 보면 그림책을 사랑하는 어른들을 많이 만난다. 그림책의 여백과 깊은 맛에 푹 빠진 어른들이다. 청소년들 대상으로 그림책 강연을 할 때도 집중력은 놀라웠다. 시시하다고 생각하지 않을까 걱정했는데 처음부터 끝까지 읽어주면 점점 빠져드는 게 느껴진다. 나중에는 숨소리조차 들리지 않는다. 책을 덮으면 잠시 말이 없어진다. 그림책의 여운을 느끼는 것 같다. 조금 지나면 한결같이 하는 말이 "재밌어요."다.

　　그림책을 통해 삶의 의미를 알아차리는 경험을 할 수 있다. 그림책은 부모로서, 독립된 나로서 한층 성장할 수 있게 도와준다. 잊고 있었던 소중한 것들을 깨우쳐 인생에 대한 가르침을 주기도 한다. 상처 난 마음에 새살을 돋게 해준다. 인생에서 소중한 게 무엇인지 생각하게 해준다.

　　그림책의 언어는 시의 언어다. 그림책의 그림은 글을 설명해주는 게 아니다. 마찬가지로 글은 그림을 설명하지 않는다. 각자의 영역이 잘 어우러져 힘을 빼고 우리를 바라본다. 설득하려고, 가르치려고 하지 않는다. 그림책은 어른들에게 더 필요하지 않을까 하는 생각이 든다. 인생을 깊이 생각하게 되기 때문이다. 50세에 나를 위한 그림책 수집을 해보는 건 어떨까?

너무 늦은 나이란 없다

　50세쯤 되면 조용필의 노래 가사에 나오는 것처럼 내 심장이 바운스 하는 무언가를 접하는 일이 필요하다. 내 영혼을 흔들 만큼 좋은 것이 무엇인지 상상해보자. 내가 원하는 나를 상상해본 적이 있는가? 상상은 어린아이들만 하는 게 아니다. 누구나 할 수 있다. 자유로운 상상 속에서 내가 원하는 모습을 구체적으로 그려보자. 상상은 행동을 만들고 행동은 나를 변화시킨다.

　돌이켜보면 나는 힘들 때일수록 상상을 많이 했다. 현실은 가난했지만, 상상 속의 나는 늘 빛났다. 실컷 이것저것 재밌는 상상을 하다 깨어나면 상상 속의 나를 실현하기 위해 무엇을 해야겠다는 현실 자각이 또렷해진다. 알게 모르게 내 몸은 상상 속의 일들을 실현하기 위해 움직인다. 신기한 게 지금 나의 모습은 과거 내가 상상했던 모습과 비슷하다. 상상의 힘을 알기에 지금도 나의 미래를 상상한다. 말하기 거시기 한 모든 일들은 상상 속에 가동시킨다. 상상 속에서는 못할 일이 하나도 없고 어려운 일이 없다. 하면 되겠구나 하는 긍정적 에너지가 가득 생긴다.

흔히 작가들은 상상력이 풍부하다고 기대한다. 상상이 일상이 되어 상상력이 풍부해진 경우가 더 많다. 나 역시 작가가 되기 이전과 이후가 상상력에서 확연히 차이가 난다. 작가가 되고 나서는 늘 머릿속이 꿈지럭거린다. 신발 하나만 보더라도 여러 가지 상상의 나래를 펼친다. 신으면 몸치가 아이돌처럼 춤을 잘 추게 해주는 신발, 1등으로 달리게 해주는 신발, 천장에 거꾸로 붙어 있어 신으면 천장을 걸을 수 있는 신발 등 끝없는 상상은 이야기를 만들어내는 원천이 된다.

내 영혼을 흔드는 것을 찾았으면 배움의 길로 들어서자! 배움이란 나의 잠재력을 끌어올리는 일이다. 배움은 자신을 완성하기 위한 첫걸음이다. 여기서 중요한 것 한 가지, 배움이 발전하려면 몸과 마음이 함께 움직여야 한다. 몸을 단련하는 일부터 시작하자. 어떤 일이라도 버티고 이겨낼 수 있는 튼튼한 몸을 만들어야 한다. 운동을 통한 훈련과 연습을 통해서 어떤 배움도 두려움 없이 도전할 수 있다. 좋아하는 육체 활동 한 가지는 상상력 바구니에 1등으로 집어넣고 시작하자.

우리 자신을 위한 시간과 공간은 젊은 시절보다 중년이 된 지금 훨씬 여유가 있다. 해보고 싶다고 생각하는 일이 있다면 가벼운 느낌으로 시작해보자. 상상했던 것만큼 즐거우면 계속하고, 상상했던 것과 다르면 다음 상상의 페이지로 넘어가는 정도의 느낌으로 시작하면 좋다. 일 년에 한 번씩 여행을 간다거나 공연을 보는 것도 괜찮겠다. 젊었을 때 읽었던 고전을 다시 읽으며 그때의 나와 지금의 나를 만나보는 것도 의미 있는 일이다. 배움이란 꼭 어디 가서 누구에게 가르침을 받는다는 것만 뜻하지 않는다. 내가 좋아하는 것을 접하며 나를 완성하는 모든 게 배움이다. 배우는 사람은 언제나 젊다. 침체되지 않는다.

인생에서 한 번쯤 꼭 하고 싶은 걸 찾았다면 몰입해보는 경험을 하길 권한다. 몰입은 자신을 레벨 업시키는 힘이다. 몰입의 과정은 고통스럽다. 도전해야 할 과제가 쌓여 있고 심지어 어렵다. 하나씩 해결해 나가면 또 다른 어려운 과제가 주어진다. 이 정도면 됐지, 하고 멈추는 순간 배움은 끝난다. 몰입의 경험은 삶에서 몇 번 만나기 힘든 최고의 나를 만나게 해준다. 때로는 365일 천천히, 조금씩, 꾸준히보다 두세 달간 한 가지에만 집중하며 연습하는 강도 높은 몰입이 훨씬 좋은 성취감을 준다.

50세 때 몰입의 경험을 꼽으라면 당연히 피트니스 대회다. 정확히 63일 동안 하루 5~6시간 동안 대회를 위해 훈련에 집중했던 몰입의 경험은 최상의 나를 만나게 해줬다. 몸도 확 달라졌지만, 정신은 더 확 달라졌다. 갱년기를 이겨보겠다고 선택한 피트니스 대회. 정말 아무것도 모르고 선택했다가 '된통 당했다'라는 생각도 했지만 포기하지 않고 끝까지 완주한 경험은 나를 새로운 사람으로 만들었다. 어지간한 도전은 두렵지 않다. 버티면서 끝까지 하면 된다는 걸 알았으니까.

사실 어떤 일에 몰입해 있을 때는 행복하다고 말할 수 없다. 행복을 느낄 만한 마음의 여유가 없기 때문이다. 훈련이 하루하루 얼마나 힘든가? 중간에 포기하려다가 친구들의 격려로 다시 일어나기도 하고, 훈련-집-훈련-집 뱅글뱅글 도는 일상에서 또 다른 우울함이 오기도 했다. 훈련 말고도 대회가 다가오자 15cm 구두를 신는 것도, 비키니를 입는 것도 무대 위에서 보여줄 포즈를 연습하는 것도 매 순간이 고비의 연속이었다. 여기서 중요한 건 죽이 되든 밥이 되든 끝까지 해내는 거다. 몰입의 긴장을 놓지 않아야 한다.

대회가 끝나고 지난 일을 돌아볼 만한 여유를 가지게 되면서 내가 한 체험이 얼마나 값지고 소중했는가를 비로소 실감했다. 고단한 여정을 끝내고 느끼는 홀가분함, 성취감, 여유가 행복을 느끼게 해준다. 몰입 뒤에 오는 행복감은 스스로 만든 거다. 그만큼 나의 의식과 정신은 강해지고 성숙해진다. 몰입은 하나에 집중할 때 경험할 수 있다. 몰입을 위해 잠시 글 쓰는 것도 내려놓는 시간이었지만 일 년 동안 글

쓰기 공백기로 방황한 마음을 다잡는 계기가 되었다. 잘 쓰려 하지 말고 쓰면서 잘 고쳐보자는 생각이 들자 노트북의 빈 스크린이 더는 두렵지 않았다.

아이들 키울 때도 몰입의 경험을 중시했다. 무 자르듯, 과목별로 쪼개서 시간을 촘촘히 나누어 교육하는 거에 반대한다. 한 가지에 몰입 경험을 한 아이들은 다른 공부나 대회를 도전할 때 두려워하지 않는다. 스스로 어떻게 해야 잘 할지 알기 때문이다. 세 아이 다 초등학교 때 영어학원을 안 다녔다. 아이들의 노는 시간을 방해하며 학원 보내기 싫었다. 아이들 노는 걸 보면 재미와 집중과 호기심의 세계다. 아이들의 사명은 잘 노는 거 아닐까?

몰입 경험은 자기주도 학습을 가능하게 한다. 큰아이는 중학교에 가서 좋아하는 분야를 찾아 무섭게 몰입했다. 영어토론, 모의 유엔, 모의법정 대회에서 1등 할 때까지 도전하더니 결국 고등학교 때 모의 유엔 국가대표로 뽑혔다. 당시 반기문 사무총장이 재임하던 시절 뉴욕 UN 빌딩에서 세계 모의 UN 대회에 참가했다. 하버드, 예일대 다 물리치고 최연소로 2등, 아시아인으로는 두 번째로 수상을 하는 기록을 세웠다. 고등학교 때 토플 120점 만점에 119점을 받았다. 몰입을 경험해 성취를 이뤄내면 꾸준함도 유지된다.

새로 시작하기에 너무 늦은 나이란 없다. 50은 에너지가 살아있는 나이다. 건강한 체력을 갖추고 배움을 선택하여 몰입해보자. 이를 통해 얻은 긍정적 에너지를 선한 영향력을 발휘하는 데 쓰면 더할 나위 없이 좋을 것 같다. 브라이언 트레이시의 말을 마지막으로 되새긴다. 평생 배우기에 힘써야 한다. 정신에 담고 머리에 집어넣는 것, 그것이 우리가 가질 수 있는 최고의 자산이다.

50, 나는 아름다워지기로 했다

　사람은 나이와 상관없이 꿈을 갖고 살아야 한다. 꿈이 있는 사람은 인생의 챕터가 하나씩 넘어갈 때 막연히 흘려보내지 않는다. 계획하고 실천한다. 건강하고 활력 넘치는 노후를 맞을 수 있다. 물론, 여러 복병이 나타나 힘들고 혼란스러울 때도 있다. 갑자기 많아진 시간에 중심을 못 잡고 허둥대기도 한다. 그러나 꿈꾸는 사람은 유연하게 대처할 수 있다. 50대라는 인생의 전환기는 나를 돌아보고 한 번쯤 재정비해야 하는 나이이다. 나의 에너지를 얼마나 잘 쓸 수 있는지 무엇을 우선순위에 둘지 생각해야 한다. 50을 인생의 베이스캠프로 삼자. 다가오는 60대, 70대의 삶을 활력 있게 이끌 것이다.

　나는 이제 시작이다. 인생의 어느 때보다 활기차다. 50대에 뭔가를 시작하기는 늦었다고 생각하는가? 인생은 마라톤이다. 인생의 어느 나이에도 멋짐과 절정의 순간은 존재한다. 누구에게나 시작하기 가장 좋은 시간은 '지금'이다. 여성에겐 50대가 가장 아름다운 나로 살 수 있는 나이다. 누군가의 아내, 엄마, 며느리라는 조연에서 주인공으로 내 인생을 온전히 살 수 있다.

미국의 국민화가로 불리는 안나 모지스는 75세에 미술을 시작했다. 일흔이 넘기까지 정식으로 그림을 배워본 적이 없었다. 그녀는 평생 평범한 농부의 아내로 살며 뜨개질을 취미로 했다. 70세가 되자 관절염으로 더는 뜨개질을 할 수 없게 되었다. 어느 날 모지스 할머니는 손자의 방에서 물감과 도화지를 보는 순간 어릴 때의 꿈이 떠올랐다. "내 꿈이 화가였지."

그녀는 자신이 살던 농촌을 사랑했다. 자신이 사랑하고 좋아하는 마을과 생활의 모습을 소박하게 표현했다. 그녀의 그림은 사람들에게 행복의 메시지를 줬다. 마음의 고향에 찾아온 듯 편안한 그림에 사람들은 열광했다. 88세에 '올해의 젊은 여성상'을 받았다. 나이와 상관없이 젊게 활동하는 여성에게 주는 상이다. 그녀는 모두의 할머니였다. 누구나 그녀를 모지스 할머니Grandma Moses로 불렀다. 모지스 할머니는 100세가 넘어서도 25점의 작품을 그렸다.

그녀는 100번째 생일을 축하하기 위해 모인 사람들에게 이렇게 말한다. "정말 하고 싶은 일을 하세요. 신이 기뻐하시며 성공의 문을 열어주실 것입니다. 당신의 나이가 이미 80이라 하더라도요. 사람들은 늘 너무 늦었어라고 말합니다. 하지만 사실은 지금이 가장 좋은 때입니다. 좋아하는 일을 천천히 하세요. 때로 삶이 재촉하더라도 서두르지 마세요."

좋아하는 일은 천천히 하라는 모지스 할머니의 말에 깊이 공감한다. 그녀의 말대로 삶이 재촉하고 내 마음이 채근하더라도 때로는 차오를 때까지 참는 것도 필요하다. 아이 때문에 옴짝달싹 못하는 기간도 결국은 지나간다. 덧없이 지나가는 것 같아도 내공이라는 게 생긴다. 간절함도 생기고 소중함도 안다. 모지스 할머니처럼 꿈이 차올라 넘치는 순간이 올 때 해도 전혀 늦지 않다. 오히려 나이 들어갈수록 인생을 즐길 수 있다.

불가에서는 어린 나이에 맞이하는 성공은 인생의 3대 재앙 중 하나라고 했다. 늦게 피어나는 사람들은 이런저런 시련과 실패를 거치면서 자신의 일에 대해 더 깊이 이해하고 감사할 줄 안다. 이런 과정을 거쳐 성공한 사람들은 거만하지 않고 쉽게 무너지지 않는다. 늦깎이들은 주위의 성공에 질투하지 않는다. 나의 길을 뚜벅뚜벅 걸을 뿐이다. 실패는 부끄러워할 게 아니라는 걸 안다. 목표를 세울 때 조바심은 금물이다. 때가 되면 언제든 하게 돼 있고 늦을수록 좋다.

나도 가끔은 좀 더 젊었을 때 글을 썼으면 지금보다 잘 쓰지 않았을까? 책이 몇 권 더 나오지 않았을까? 돌이킬 수 없는 걸로 쓸데없이 조바심낸다. 같이 시작한 글벗들이 책을 계약했다 하면 축하하면서도 마음 한쪽은 초조하다. 피트니스 대회를 치르고 난 후 이런 마음이 확 바뀌었다. 매 순간이 한계이고 고비였던 훈련 경험은 정신을 단단하게 해주고 삶의 여러 영역을 긍정적으로 보게 한다. '하면 된다'라는 다소 진부하게 들리는 말이 진짜라는 걸 알게 된다. 삶의 눈높이가 업그레이드된다. 결과물보다 그 뒤에 숨어있는 그 사람의 노력, 열정, 끈기에 눈시울이 뜨거워진다.

작품 하나 나오기까지 얼마나 많은 도전과 노력을 하였을까? 종일 한 문장도 못 쓰는 날도 있고, 몇 날 며칠 지새우며 써놓고도 마음에 들지 않아 확 갈아엎고 처음부터 다시 쓰기도 한다. 누가 대신해줄 수 없는 나와의 싸움의 연속이다. 온종일 엉덩이 붙이고 꼼짝도 못 하지만 머리로는 중노동을 한다. 책 한 권 속에 들어 있는 작가들의 피, 땀, 눈물을 가슴으로 이해한다.

조급해하지 않고 천천히 내 길을 즐기면서 가면 된다. 다이어트, 영어, 글쓰기 어떤 것이든 제대로 성과가 나오려면 한참을 걸어야 한다. 너무 지루하고 앞에 망망대해만 펼쳐진 것 같아 포기하려 할 때쯤 한 계단이 나온다. 겨우 한 계단. 눈곱만큼의 결과물이다. 그래도 이전보다는 나아진 내가 있다. 여기서 포기하면 그걸로 끝이다. 또 걸어간다. 뚜벅뚜벅, 계단을 빨리 오르려고 차 타고 갈 수는 없는 일이다. 내 다리로 움직여야만 한다. 포기하지만 않으면 다음 계단을 올라갈 수 있다. 한층, 한층 오르다 보면 결국 문이 열린다. 힘든 과정을 거치지 않은 성공은 신기루일 뿐이다.

　　루펜 음식물 처리기로 선풍적인 인기를 끈 ㈜루펜리 이희자 대표는 종갓집 맏며느리에 세 아이를 키워오던 평범한 주부였다. 49세에 사업을 시작했을 때는 무일푼이었다. 사업자금을 빌리기 위해 은행 직원을 설득할 때 담보라고는 그녀와 아이 셋이 전부였다. 그녀는 간절함으로 돈을 빌리는 데 성공했다. 주부의 입장에서 구상했던 사업 아이템이었다. 음식물 처리기이지만 심플하고 톡톡 튀는 디자인에 가장 신경을 써 여심을 공략했다. 아름다운 음식물 처리기. 결과는 대성공이었다. 그녀의 성공 노하우는 간단하다. "실패를 두려워하지 말고 자신의 능력을 시험해보는 것이라고 생각하고 과감하게 시작하세요." 위기가 찾아오면 그러려니 버티다 보면 좋은 결과를 얻을 수 있다고 강조한다. 이 담대함은 아이를 키우면서, 집안을 관장하면서 인생을 버틴 깨달음이리라.

　　고대 그리스의 철학자 아리스토텔레스는 행복을 '에우다이모니아Eudaimonia'라고 했다. 인간이 무엇을 가졌을 때 행복해지는 것이 아니라 자아실현을 위해 내가 무언가를 행하는 것 자체가 행복이란 뜻이다.

나의 50세는 행복했다. 갱년기 우울증이 찾아와 극복하느라 좌충우돌했지만, 그 과정에서 내 몸이 얼마나 소중한 것인지 깨달았다. 작가라는 직업 외에 피트니스 모델이라는 직함도 얻었다. 새로운 장르의 글쓰기에도 도전 중이다. 피트니스 대회는 한번으로 족하지만 건강을 챙기기 위한 운동은 계속할 거다. 강연으로 독자들을 만나는 일은 정말 매력 있다. 책 하나를 사이에 두고 교감하는 일은 말로 표현하기 어려울 정도로 멋지다.

51세가 되었다. 작가이기에 해마다 목표는 좋은 작품 쓰는 것이라 크게 달라지는 건 없다. 이 목표를 달성하기 위해 이런저런 계획들을 세우고 도전한다. 되는 것도 있고 안 되는 것도 있다. 괜찮다. 그냥한다. 당장 이 에세이를 어느 출판사에서 받아줄 것인가가 고민이지만 저질 체력의 평범한 아이 셋 아줌마가 꿈 하나는 잃지 않고 50 즈음에 이것저것 도전해서 고군분투하는 이야기가 누군가에게 희망이 된다면 성공이다.

50, 나는 아름다워지기로 했다.

에필로그

가수 김연자의 노래 〈아모르 파티〉를 자주 흥얼거린다. 인생은 지금이야, 아모르 파티. 뜻도 모르고 따라 할 때는 파티를 열어 현재를 질펀하게 놀아보자 정도로 알았다. 가사를 음미하다 보니 심오하다.

아모르 파티Amor fati는 독일의 철학자 니체의 사상으로 자신의 운명을 사랑하라는 뜻이다. 아무리 삶이 힘들더라도 자신의 운명을 긍정적으로 받아들이고 책임지고 사랑하자는 거다.

50 이후의 삶에서는 아모르 파티가 절실하다. 50세까지 오는 동안 기쁜 날도, 슬픈 날도, 고통스러운 날도 있었다. 잘 헤쳐왔다. 이 나이까지 잘 살아온 것만 해도 우리는 훌륭하다. 앞으로 수없이 경험할 새로운 세계가 남아있다. 당당하게 잘 걸어갈 수 있도록 우리의 운명을 사랑하고 격려해주자.

원고를 끝내고 울컥하고 올라오는 감정을 눈물로 터뜨리고 말았다. 때마침 주룩주룩 내리는 비가 감정선을 건드렸다. 눈물 속에 이런저런 감정이 다 섞여 있었다. 슬프기도, 기쁘기도, 허전하기도, 감격스럽기도 한….

좌충우돌 겪은 50대의 경험에서 알게 된 소중한 것들을 사람들과 나누겠다는 오지랖으로 책상 앞에 앉아 꼬박 4개월을 보냈다. 하루에 밥 먹는 시간 빼고는 6~7시간씩 영혼을 갈아 넣는 심정으로 글을 썼다. 이것저것 꾹꾹 눌러 담았다. 잘 보낸 50대가 나머지 인생을 책임진다. 나의 아모르 파티였다.

내 인생의 조각들을 완성해주는 가족들이 아니었으면 이 책을 어찌 완성했을까? 늘 나의 꾀죄죄한 초고를 꼼꼼히 읽고 날 선 평가를 해주며 괜찮은 책으로 탈바꿈하게 도와주는 첫째, 멀리 떨어져 있지만 힘들다고 투덜거리면 묵묵히 들어주고 엄마가 롤 모델이라고 치켜세워주는 둘째, 코로나19로 온라인 수업하며 힘들 텐데 신경 쓰지 말라며 점심은 알아서 해결한 중학생 막둥이 모두 고맙다. 내 삶의 에너지인 세 자매 온주비에게 사랑을 전한다. 어릴 때부터 책 읽기를 밥 먹듯 자연스레 접하게 해준 친정엄마, 약간의 글쓰기 유전인자를 물려준 친정 아빠께도 감사한다. 책을 쓸 때 끝까지 잘 마칠 수 있도록 기도로 응원해주신 시어머니께도 감사드린다.

첫 만남부터 원고의 내용에 공감해주고 부족한 원고를 책으로 나올 수 있게 애써주신 윤소영 편집자님께도 진심으로 감사의 말씀 드린다.

마지막으로 내가 무슨 일을 하든 잘할 수 있다고 지지해주는 내 편, 원고 마칠 때까지 집안일을 도맡아 하며, 힘들 때마다 버팀목이 돼준 나의 정신적 지주 남편에게 깊은 감사와 사랑을 전한다.

50세. 파티Party는 시작되었다.

어느 순간이든 나를 사랑하자. 아모르 파티Amor fati.

참고 문헌

<죽을 때 후회하는 스물다섯 가지>, 오츠 슈이치, 아르테

<내가 알고 있는 걸 당신도 알게 된다면>, 칼 필레머, 토네이도

<마흔에게>, 기시미 이치로, 다산초당

<아웃라이어>, 말콤 글래드웰, 김영사

<달리기를 말할 때 내가 하고 싶은 이야기>, 무라카미 하루키, 문학사상사

<미생>, 윤태호, 위즈덤하우스

<오래도록 젊음을 유지하고 건강하게 죽는 법>, 스티브R 건드리, 브론스테인

<나는 달리기로 마음의 병을 고쳤다>, 스콧 더글러스, 수류책방

<달리기와 존재하기>, 조지 쉬언, 한문화

<다이어트 불변의 법칙>, 하비 다이아몬드, 사이몬북스

<다이어트는 운동 1할, 식사 9할>, 모리 다쿠로, 이다 미디어

<여자의 뇌>, 루안 브리젠딘, 웅진 지식하우스

<여자는 체력>, 박은지, 메멘토

<50부터는 인생관을 바꿔야 산다>, 사이토 다카시, 센시오

<어쩌다 보니 50살이네요>, 히로세 유코, 인디고

<나는 우울한 날에도 내 마음을 지키기로 했다>, 강선영, 대림북스

<프랑스 여자는 늙지 않는다>, 미레유 길리아노, 흐름출판

<서른다섯, 내 몸부터 챙깁시다>, 최혜미, 푸른숲

<호르몬 다이어트>, 이원천, 사계절

<지방 대사 켜는 스위치온 다이어트>, 박용우, 루미너스

<아주 작은 습관의 힘>, 제임스 클리어, 비즈니스북스

<의사에게 운동하세요라는 말을 들었을 때 제일 처음 읽는 책>, 나카노 제임스 슈이츠, 북라이프

<자연에서 멀어진 아이들>, 리처드 루브, 목수책방

<중년 건강, 엉덩이 근육이 좌우한다>, 다케우치 마사노리, 위즈덤스타일

<수면 혁명>, 아리아나 허핑턴, 민음사

<마흔, 논어를 읽어야 할 시간>, 신정근, 21세기북스

<몰입의 즐거움>, 미하이 칙센트미하이, 해냄

<내 마음을 읽어주는 그림책>, 김영아, 사우

<고요할수록 밝아지는 것들>, 혜민 스님, 수오서재

<랑겔 한스섬의 오후>, 무라카미 하루키, 백암

<굿 라이프>, 최인철, 21세기북스

<중년 이후>, 소노 아야코, 리수

<자라투스트라는 이렇게 말했다>, 니체, 민음사

<미켈란젤로의 생애>, 로맹 롤랑, 범우사